166 Anaesthesiologie und Intensivmedizin Anaesthesiology and Intensive Care Medicine

vormals „Anaesthesiologie und Wiederbelebung"
begründet von R. Frey, F. Kern und O. Mayrhofer

Johannes A. Sturm

Traumatischer Schock und die Lunge: Gefäßschädigung und Volumentherapeutika im Experiment

Mit 52 Abbildungen und 21 Tabellen

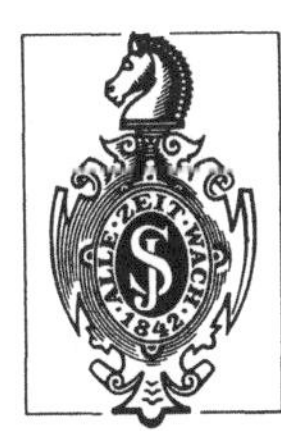

Springer-Verlag
Berlin Heidelberg New York Tokyo 1985

Priv.-Doz. Dr. med. Johannes A. Sturm
Medizinische Hochschule Hannover, Unfallchirurgie,
Postfach 61 01 80, 3000 Hannover 61

ISBN-13:978-3-540-13941-6 e-ISBN-13:978-3-642-70104-7
DOI: 10.1007/978-3-642-70104-7

CIP-Kurztitelaufnahme der Deutschen Bibliothek
Sturm, Johannes A.: Traumatischer Schock und die Lunge: Gefäßschädigung und Volumentherapeutika im Experiment / Johannes A. Sturm. – Berlin; Heidelberg; New York; Tokyo: Springer, 1985
(Anaesthesiologie und Intensivmedizin; 166)
ISBN-13:978-3-540-13941-6

NE: GT

Satz: Elsner & Behrens GmbH, Oftersheim

2119/3140-543210

Danksagungen

Mein besonderer Dank gilt:

Herrn Prof. Dr. H. Tscherne, meinem Chef, für die Unterstützung und richtungsweisende Förderung meines beruflichen Werdeganges. Insbesondere hat das von ihm ermöglichte Forschungsjahr in USA die Grundlagen für diese Arbeit geschaffen,

Herrn PD Dr. O. Trentz, meinem ersten Lehrer in chirurgischer Forschung, für die Weitergabe seiner Vorstellungen zur Verbindung von Forschung und Therapie,

Herrn PD Dr. H.-J. Oestern für die vertrauensvolle, partnerschaftliche Zusammenarbeit und die freundschaftliche Hilfe bei allen Problemen,

den Mitarbeitern der Experimentellen Unfallchirurgie, Fräulein U. Dreisel, Fräulein B. Gathmann, Herrn G. Laue, Fräulein R. Wilke für die geduldige und präzise Mithilfe bei den Experimenten. Besonders hervorzuheben ist der außergewöhnlich große – von Engagement und Pflichtbewußtsein getragene – Einsatz von Fräulein C. Dierkes und Fräulein R. Wilke bei der Bearbeitung der Daten, der Abbildungen und der Erstellung des Manuskriptes. Ihre selbständige und kreative Mitarbeit war von großem Wert,

Herrn C. J. Kant für den Einsatz seines großen Organisationstalentes und die stetige Hilfe bei den Experimenten,

Herrn C. Neumann für die zuverlässige Hilfe bei mathematischen, statistischen und allen Datenverarbeitungsproblemen,

Fräulein E. Berkowski (Institut für Rechtsmedizin der Medizinischen Hochschule Hannover) für den großen physischen Einsatz, mit dem sie den schwierigen Text mit beachtlicher Geschwindigkeit, Präzision und gestalterischen Ideen zu Papier brachte,

Herrn Dr. C. Urbanke (Abteilung für Biophysikalische Meßgeräte der Medizinischen Hochschule Hannover) für die Beratung bei thermodynamischen Berechnungen,

Herrn M. Schiemann (Abteilung für Biometrie der Medizinischen Hochschule Hannover) für die Diskussion statistischer Fragen,

Herrn Dr. L. Lindena (Institut für Klinische Biochemie der Medizinischen Hochschule Hannover) und Fräulein U. Sommerfeld für die sorgfältige Bestimmung der biochemischen Parameter,

Herrn Dr. K. Burow (Zentralinstitut für Versuchtstierzucht, Hannover) für die zuverlässige Durchführung der tierspezifischen Blutuntersuchungen,

Herrn Sadina für die fachkundige Anfertigung der Bilder,

den Kollegen der Chirurgie, die bereit waren, Mehrbelastungen zu übernehmen, um die Forschungsarbeiten eines Kollegen zu erleichtern,

der James-Minna-Heineman-Stiftung, Hannover (Frau S. Evelt), der Gesellschaft der Freunde der Medizinischen Hochschule (Herrn H. Bosch), für finanzielle und ideelle Hilfe.

Besonderer Dank gilt der B. Braun Stiftung, Melsungen, die die Untersuchungen durch eine Förderung ermöglichte.

Inhaltsverzeichnis

Abkürzungen

deutsch/englisch

ARDS	Acute respiratory distress syndrome
c_0	mittlere Konzentration der freien Teilchen (mg/ml)
c_s	mittlere Konzentration der Teilchen in der Kapillarmembran (mg/ml)
CHE	Cholinesterase
Clea	Clearance (ml/Zeit)
$Clea/p_{mv}$	Conductance
$Clea_{Alb}$	Clearance der Plasmaalbumine (ml/Zeit)
$Clea_{CHE}$	Clearance der Cholinesterase (ml/Zeit)
$Clea_{Prot}$	Proteinclearance (ml/Zeit)
CMP	dynamische Compliance
CVP	zentralvenöser Druck (mmHg)
$D_{Aa}O_2$	alveoloarterielle Differenz des Sauerstoffpartialdrucks (mmHg)
$D_{av}O_2$	Differenz des Sauerstoffgehalts zwischen arteriellem und venösem Blut (ml O_2/100 ml)
EEP	„endexpiratory pressure", endexspiratorischer Druck (mmHg)
EVLW	Extravaskuläres Lungenwasser (ml/kg KG)
F_IO_2	inspiratorische Sauerstoffkonzentration (ml O_2/100 ml)
$Flow_{Alb}$	transkapilläre Albuminbewegung (mg/Zeit)
$Flow_{CHE}$	transkapilläre Bewegung der Cholinesterase (U/Zeit)
$Flow_{Prot}$	transkapillärer Proteinfluß (mg/Zeit)
Hb	Hämoglobingehalt (g%)
HF	Herzfrequenz (min^{-1})
HI	Herzindex ($ml \cdot min^{-1} \cdot m^{-2}$)
Hkt	Hämatokrit (%)
HZV	Herzzeitvolumen ($ml \cdot min^{-1}$)
J_v	Lösungsfluß pro Zeit und Fläche ($ml \cdot h^{-1} \cdot cm^{-2}$)
K_f	hydraulische Konduktivität (Durchlässigkeit für kleinmolekulare Substanzen, z. B. Wasser) oder Filtrationskoeffizient ($ml \cdot h^{-1} \cdot cm^{-2} \cdot mmHg^{-1}$)
KO	Körperoberfläche (m^2)
L_D	onkotischer Leitwert für den Teilchenfluß ($ml \cdot s^{-1} \cdot cm^{-2} \cdot mmHg^{-1}$)

LVSWI	Schlagarbeitsindex des linken Ventrikels ($g \cdot m^{-1}$)
LVWI	Arbeitsindex des linken Ventrikels ($g \cdot min \cdot m^{-1}$)
Ly/Pl	Lymphe-Plasma-Verhältnis
Ly_{Alb}	Lymphalbuminkonzentration (mg/ml)
Ly_{CHE}	Lymphcholinesterasekonzentration (U/l)
Ly_{Prot}	Lymphproteinkonzentration (mg/ml)
MTT	„mean transit time", mittlere Durchlaufzeit
$\dot{n}_s$	Teilchenfluß pro Zeit und Fläche ($mg \cdot s^{-1} \cdot cm^{-2}$)
p_aO_2	arterielle Sauerstoffspannung (mmHg)
$p_{AP(d)}$	diastolischer Pulmonalarteriendruck (mmHg)
$p_{AP(m)}$	mittlerer Pulmonalarteriendruck (mmHg)
$p_{AP(s)}$	systolischer Pulmonalarteriendruck (mmHg)
$p_{art(m)}$	mittlerer arterieller Blutdruck (mmHg)
pCO_2	Partialdruck des Kohlendioxids (mmHg)
p_{diast}	diastolischer Blutdruck (mmHg)
$p_{LA(E)}$	linker endexspiratorischer Vorhofdruck (mmHg)
$p_{LA(m)}$	mittlerer linker Vorhofdruck (mmHg)
$p_{maw(m)}$	mittlerer Atemwegsdruck (mmHg)
p_{mv}	mikrovaskulärer (intravasaler) Druck (mmHg)
p_{mxi}	maximaler Inspirationsdruck (mmHg)
p_{pmv}	perimikrovaskulärer hydrostatischer Druck (mmHg)
p_{syst}	systolischer Blutdruck (mmHg)
Pl_{Alb}	Plasmaalbuminkonzentration (mg/ml)
Pl_{CHE}	Plasmacholinesterasekonzentration (U/l)
Pl_{Prot}	Plasmaproteinkonzentration (mg/ml)
PS	Permeability surface area
Q_{Ly}	Lymphmenge (ml)
$\dot{Q}_{Ly}$	Lymphfluß ($ml \cdot h^{-1}$)
$\dot{Q}_S/\dot{Q}_T$	pulmonale Shuntfraktion (%)
R_{aw}	„airway resistance", Atemwegswiderstand ($cm\ H_2O \cdot l^{-1} \cdot sec^{-1}$)
R_{Pulm}	pulmonalvaskulärer Widerstand ($dyn \cdot s \cdot cm^{-5}$)
R_{Syst}	systemisch-vaskulärer Widerstand ($dyn \cdot s \cdot cm^{-5}$)
RVSWI	Schlagarbeitsindex des rechten Ventrikels ($g \cdot m^{-1}$)
RVWI	Arbeitsindex des rechten Ventrikels ($g \cdot min \cdot m^{-1}$)
SAP	Sauerstoffsättigung (%)
SI	Schlagindex ($ml \cdot m^{-2}$)
SV	Schlagvolumen (ml)
V_{ev}	extravaskuläres Volumen (ml)

griechisch

γ	Leitwertverhältnis (L_D/K_f)
Δp	hydrostatischer Druckgradient (mmHg)
$\Delta\pi$	kolloidosmotischer Druckgradient (mmHg)
π	kolloidosmotischer Druck (mmHg)
π_{Ly}	kolloidosmotischer Druck der Proteine in der Lymphe (mmHg)
π_{mv}	mikrovaskulärer kolloidosmotischer Druck (mmHg)
π_{Pl}	kolloidosmotischer Druck der Proteine im Plasma (mmHg)
π_{pmv}	perimikrovaskulärer kolloidosmotischer Druck (mmHg)
σ	osmotischer Reflexionskoeffizient
ω	Permeabilitätskonstante ($mg \cdot s^{-1} \cdot cm^{-2} \cdot mmHg^{-1}$)

Symbole in Tabellen

Signifikanzgrenze: $p < 0{,}05$

Unterschiede zwischen:

Gruppe K und P:	▲
Gruppe K und R:	■
Gruppen K, P und R:	★
Gruppe P und R:	●

Einleitung

Noch vor 40 Jahren verstarben 90% aller Unfalltoten innerhalb der ersten 24 h nach dem Unfall (Kirschner 1938). Dieses Bild hat sich durch Einführung der Schockbehandlung, die Entwicklung des Rettungswesens und die Anwendung ausgereifter Operationsverfahren völlig gewandelt. Der Tod der Schwerstverletzten tritt nur noch in seltenen Fällen unmittelbar nach dem Unfall im irreversiblen Schock mit Herzkreislaufversagen oder im Nierenversagen ein (Baue 1975; Mittermayer 1973, 1977).

Die jetzige Situation hat jedoch die Vorhersagen von Churchill (1947) bestätigt, daß nach Ausmerzen schwacher Kettenglieder in der „Überlebenskette" der Schwerverletzten mit dem Auftreten neuer Probleme zu rechnen sei.

An die Stelle der „schwachen Punkte" früherer Zeiten ist in den 60er Jahren das Versagen der Lunge nach schwerem Trauma getreten.

Trotz großer Anstrengungen in Diagnostik und Therapie hat sich seit den ersten klassischen Berichten über das posttraumatische Lungenversagen von Ashbaugh et al. (1967), Mosely u. Doty (1970), Powers et al. (1970), Pontoppidan et al. (1972), Barnes u. Merendino (1972), Blaisdell (1973), und Blaisdell u. Schlobohm (1973) nichts daran geändert, daß diese Erkrankung die häufigste Todesursache nach schwerem Trauma und Schock ist. Die Vielzahl der früher verwendeten Bezeichnungen wie Schocklunge, Respiratorlunge u. a. wird heute unter dem Oberbegriff „adult respiratory distress syndrom" (ARDS) zusammengefaßt (Blaisdell 1973).

Je nach Schweregrad und Stadium werden unterschiedliche Letalitätszahlen angegeben. Divertie (1982) beziffert die Letalität nach Eintritt eines Lungenversagens auf mehr als 50%. Eine Multicenterstudie in den USA aus den Jahren 1975–1977 ergab bei 686 untersuchten Patienten eine Letalität von 66% (Barlett 1979). Trotz des Einsatzes der extrakorporalen Membranoxygenation betrug die Letalität in besonders schweren Fällen 92% (Zapol et al. 1979).

In einer prospektiven Untersuchung an der Unfallchirurgischen Klinik der Medizinischen Hochschule Hannover (Hannoversche Polytraumastudie 1975–1979) an 82 schwerverletzten Patienten fanden wir, daß das ARDS bei allen 29 Patienten, die nach den ersten 48 h verstarben, an der Todesursache wesentlich beteiligt war (Sturm et al. 1979a; Oestern 1980). Der klinische Verlauf der Erkrankung, wie er in typischer Weise auch bei diesen Patienten zu beobachten war, ist mittlerweile detailliert bekannt (Wolff 1979; Burchardi 1975; Blaisdell 1973).

Unter zunehmender Entwicklung eines eiweißreichen, interstitiellen Lungenödems wird in der Regel zum Ende der 1. Woche nach Krankheitsbeginn ein entscheidendes Stadium erreicht (Riede et al. 1980). Es treten zusätzlich Fibrosierungen und hyaline Membranen auf, schließlich wird ein Gasaustausch unmöglich (Bachofen u. Bachofen 1973; Bachofen u. Weibel 1974; Porte et al. 1978).

Diese pathologischen Befunde wurden von Nerlich et al. (im Druck) an unserem eigenen Krankengut bestätigt. Die von ihm untersuchten Lungen mit ARDS nach schwerem Trauma waren leberähnlich und fest. In typischer Weise war von der Schnittfläche der Lungen nur eine geringe Menge freier Flüssigkeit abzustreifen. Das Lungengewicht war mit 2285 ± 426 g auf

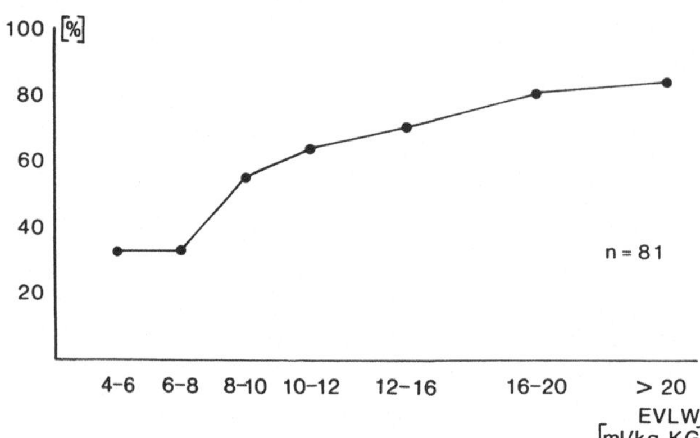

Abb. 1. Lungenödem und Letalität (n = 81)

etwa das 3fache der Norm erhöht [Normalwert nach Pryce u. Ross (1963) bei jungen Erwachsenen: 1000–1200 g]. Damit lagen die Lungengewichte deutlich höher als die von Dyck u. Zylak (1973) gefundenen Mittelwerte von 1620 g nach ARDS. Joachim et al. bestimmten 1978 ähnliche Lungengewichte wie wir selbst.

Die Mehrzahl der Autoren beschreibt das posttraumatische interstitielle Ödem als sog. „Niederdruck- oder Permeabilitätsödem" (Tranbaugh 1982; Demling 1980; Fischer 1980). Charakteristisch für diese Ödemform ist eine erhöhte Durchlässigkeit der Lungenkapillaren für Plasma mit nachfolgendem eiweißreichem, interstitiellem Ödem. Im Gegensatz zum sog. „Hochdrucködem" bei kardialer Insuffizienz ist das Permeabilitätsödem therapeutisch außerordentlich schwer zu beeinflussen. Die Prognose der Erkrankung steht in engem Zusammenhang mit dem Ausmaß des interstitiellen Ödems, wie wir mit Hilfe der klinischen Bestimmung des extravaskulären Lungenwassers (EVLW) feststellen konnten. Die Abb. 1 zeigt die Letalität in Abhängigkeit vom Flüssigkeitsgehalt der Lunge bei schwerverletzten Patienten. Bei einem EVLW-Wert von 8 ml/kg KG steigt die Letalität sprunghaft an.

Da trotz des Einsatzes neuer Beatmungstechniken und aufwendiger therapeutischer Verfahren, wie z. B. der extrakorporalen Membranoxygenation (Zapol et al. 1979) oder der extrakorporalen CO_2-Elimination, bisher kein entscheidender therapeutischer Durchbruch nach Ausbildung eines mittelschweren interstitiellen Ödems gelungen ist, müssen alle Anstrengungen darauf gerichtet sein, das Lungenversagen in der Entwicklung zu verhüten.

Damit erfolgversprechende therapeutische Ansätze entwickelt werden können, muß jedoch die Pathogenese im Gesamtbild bekannt sein (Burchardi 1975).

Im Bemühen, die Ursachen für das ARDS aufzudecken, wurde eine Reihe einzelner Mechanismen nachgewiesen, denen ohne jeden Zweifel Bedeutung zukommt. So weiß man, daß Permeabilitätsschäden an den Lungenkapillaren unter dem Einfluß von Histamin (Brigham u. Owen 1975a; Brigham et al. 1976a), nach Mikroembolisierung (Ohkuda et al. 1978; Flick et al. 1981; Binder et al. 1979, 1980; Johnson u. Malik 1981), nach Bradykinin (Pang et al. 1982) und ausgeprägt nach Endotoxin (Brigham et al. 1979a) auftreten. Barie fand 1981 nach Injektion von Knochenmarkpartikeln als Modell für ein traumatisches Geschehen einen Permeabilitätsschaden beim Schaf. Harms et al. (1981b, 1982) beobachtete einen Kapillarschaden im Wundgebiet nach Hitzeschädigung. Bowers et al. (1979) und van der Zee et al. (1980) beschrieben Permeabilitätsveränderungen an den Lungenkapillaren, die sie auf Sympathikuswirkung zurückführten. Die immer wieder diskutierten toxischen Einflüsse hoher alveolärer

Sauerstoffkonzentrationen auf Endothel- und Epithelbarrieren wurden 1979 von Bressack et al. nachgewiesen. Aus neuerer Zeit ist die übergeordnete Bedeutung der Granulozyten bei diesen einzelnen Mechanismen bekannt geworden (Heflin u. Brigham 1981; Flick et al. 1981; Staub 1982). Die Thrombozyten sind nach neueren Untersuchungsergebnissen in ihrer Bedeutung etwas zurückgetreten (Vaage 1982).

Der Versuch, zu einer Synopse dieser kausalen Faktoren zu kommen, wird durch unterschiedliche Ansichten über den Zeitpunkt, zu dem die Schädigungen nach Trauma auftreten, erschwert.

Die ersten Beschreibungen des ARDS berichten von einer dramatischen Entwicklung bis zum Exitus innerhalb von 3–4 Tagen nach Trauma (Blaisdell et al. 1970; Blaisdell 1973; Blaisdell u. Schlobohm 1973; Cole 1972; Wilson u. Sibbald 1976). Unter dem Eindruck eines engen zeitlichen Zusammenhangs mit dem Trauma wurden die auftretenden Schäden dem primären Ereignis direkt kausal zugeordnet. Die morphologischen Befunde von Mittermayer et al. (1973, 1977) und Riede et al. (1980) an Lungen von Patienten, die einen Unfall nur kurze Zeit überlebten, unterstützten diese Ansicht.

Alle Versuche, eine frühe Permeabilitätsschädigung nach Trauma auch funktionell in Klinik und Experiment zweifelsfrei nachzuweisen, schlugen jedoch mehr oder weniger fehl.

Da ab 1975 das ARDS nach Trauma und Schock immer häufiger erst in größerem zeitlichen Abstand von dem primären Ereignis auftrat, entstand der Begriff des „späten ARDS". Eine zunehmende Zahl von Autoren nahm an, daß eine oft gleichzeitig auftretende Sepsis dafür ursächlich sei (10.–12. Tag nach Trauma). Die zeitliche Verschiebung, wie sie auch von Mittermayer et al. in einer Arbeit von 1973 beschrieben wird und die auch wir am eigenen Krankengut der Jahre 1974–1978 feststellen konnten, ging der Einführung besserer Behandlungsmaßnahmen, wie z. B. der frühen mechanischen Beatmung, parallel. Solche Maßnahmen könnten durchaus, wie Burchardi (1975) es formulierte, zu einer „Konservierung" der Schockprobleme geführt haben, so daß die eigentlichen Ursachen für das ARDS immer noch in engem zeitlichem Zusammenhang mit dem Trauma stehen könnten.

Walker u. Eiseman (1975) versuchten diese Veränderung im klinischen Erscheinungsbild einzuordnen. Er beschrieb zwar noch Zeichen einer gewissen Flüssigkeitsvermehrung in der Lunge (im Mittel 1,2 Tage nach dem Unfall), die jedoch nach 3,5 Tagen abgeklungen waren und in der Regel nicht mehr tödlich verliefen. Er maß diesem „frühen ARDS" daher nur noch geringe Bedeutung bei und konzentrierte sich in seiner Betrachtung auf das „späte ARDS", das in 83% der Fälle nach 27,4 Tagen zum Tode führte. Er verneinte daher das frühe Auftreten eines Permeabilitätsschadens und sah das „frühe ARDS" durch eine übermäßige und falsche Volumentherapie verursacht.

Wie Walker waren auch andere Autoren der Ansicht, daß ein frühes interstitielles Ödem auf einer falschen oder überschießenden Infusionsbehandlung beruhe. Dies drückte sich z. B. in dem Namen „Infusionslunge" für das frühe ARDS aus (Fischer 1980). Vor allem sollten Elektrolytlösungen, wie sie zur Therapie nach traumatisch-hämorrhagischem Schock häufig eingesetzt wurden, für die Entwicklung der Erkrankung verantwortlich sein. Nach Meinung vieler Autoren löse der dadurch bedingte Abfall des kolloidosmotischen Drucks ein Lungenödem aus (Weil u. Henning 1979; Skillman 1976; Skillman et al. 1970, 1975; Lundsgaard-Hansen u. Pappova 1974; Morisette et al. 1975; Rackow et al. 1977).

Die Diskussion um die zeitlichen Zusammenhänge und die Bedeutung unterschiedlicher therapeutischer Maßnahmen wurde dadurch erschwert, daß die Erfassung auftretender Permeabilitätsschäden außerordentlich diffizil ist. Die Argumentation stützt sich auf relativ „grobe" Parameter.

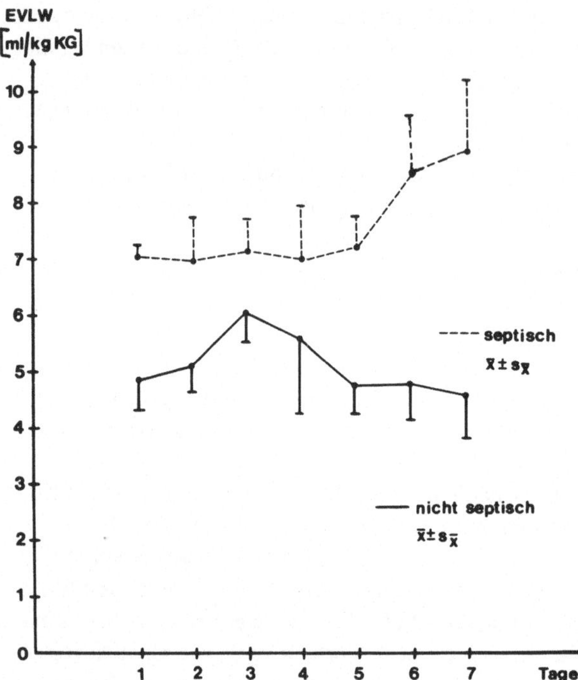

Abb 2. Veränderungen des Gehaltes der Lunge an extravaskulärem Lungenwasser (EVLW) bei Patienten mit und ohne spätem Lungenversagen

In neuerer Zeit wurden Befunde erhoben, die die Ansicht, daß ein Permeabilitätsschaden früh nach Trauma entstehe, wieder unterstützen.

Mit der Lungenwassermeßmethode (Doppelindikatordilution nach Lewis et al. 1982) kann ein Lungenödem in der Klinik exakt und quantitativ früh festgestellt werden. Aus Veränderungen des Flüssigkeitsgehaltes der Lunge im Zusammenhang mit Größen des pulmonalen Kreislaufs können Aussagen zur Permeabilität gemacht werden. Mit dieser Methode fanden wir bei Patienten mit einem „späten ARDS" bereits sehr früh nach dem Trauma einen signifikant höheren Lungenwassergehalt als bei Patienten, die kein Lungenversagen entwickelten. Diese Patienten zeigten lediglich am 3. Tag nach Trauma einen leichten Anstieg des EVLW (Abb. 2). Zum selben Zeitpunkt hatte die posttraumatische Flüssigkeitseinlagerung in der Peripherie ihr Maximum erreicht. Der leichte Anstieg zu diesem Zeitpunkt kann als Rudiment des „frühen ARDS" aufgefaßt werden. Die signifikanten Unterschiede des EVLW am 1. Tag und im Verlauf waren an keinem anderen klinischen Parameter ablesbar (Oestern et al. 1981).

Einen weiteren Hinweis auf sehr früh ablaufende Veränderungen nach Trauma fanden wir bei Untersuchungen pulmonaler Parameter bei den Patienten der erwähnten Polytraumastudie. Bereits 1 h nach dem Unfall konnte die Patientengruppe unterschieden werden, die nach 10–12 Tagen ein ARDS entwickelte. Gasaustauschgrößen, Pulmonalarteriendruck und pulmonalvaskulärer Widerstand waren signifikant verändert (Oestern 1980; Sturm et al. 1979a).

Fragestellung

Die Beantwortung der Frage, zu welchem Zeitpunkt und in welchem Ausmaß ein Permeabilitätsschaden nach traumatisch-hämorrhagischem Schock entsteht, ist für die pathogenetische Aufklärung des Krankheitsbildes von entscheidender Bedeutung. Von großer klinischer Bedeutung ist außerdem, ob es zutrifft, daß ein ARDS nach Trauma durch falsche oder überschießende Volumentherapie ausgelöst und verstärkt werden kann.

In der vorliegenden Arbeit untersuchten wir daher am Schafmodell nach Staub mit gleichzeitiger Bestimmung des extravaskulären Lungenwassers folgende Fragen:

1. Verursacht ein traumatisch-hämorrhagischer Schock einen Permeabilitätsschaden der Lungenkapillaren?
2. Wann entsteht ein Permeabilitätsschaden und entwickelt sich ein interstitielles Lungenödem?
3. Hat die Verwendung kristalloider oder kolloider Lösungen einen positiven oder negativen Einfluß auf die Entwicklung eines interstitiellen Lungenödems?
4. Welche Infusionslösungen sind zur Volumentherapie des traumatisch-hämorrhagischen Schocks zu verwenden?

Stand der Forschung

Ödemformen

Das uniform auftretende und pathophysiologisch entscheidende Substrat eines respiratorischen Distreßsyndroms ist die Flüssigkeitsvermehrung im Interstitium der Lunge (Tranbaugh 1982).

Die Erkenntnisse zur Flüssigkeitsbewegung in der Lunge zwischen Kapillarraum und Interstitium, die in den letzten Jahren gewonnen wurden, führten zur Definition zweier unterschiedlicher Ödemformen (Brigham u. Owen 1975b; Brigham et al. 1979a, 1982; Erdman et al. 1975; Bresler et al. 1976; Granger u. Shepherd 1979; Granger u. Taylor 1980; Haddy et al. 1976; Renkin et al. 1977; Renkin 1980; Taylor 1981; Taylor et al. 1973, 1977, 1982).

Hochdrucködem

Das sog. Hochdrucködem wird durch hohe intravasale hydrostatische Drücke, z. B. bei kardialem Versagen, verursacht. Das Ödem ist eiweißarm und zeigt häufig eine alveoläre Mitbeteiligung. Die hydrostatische Druckkomponente der im folgenden beschriebenen Starling-Gleichung ist entgleist und für die Ödementstehung verantwortlich.

Permeabilitätsödem

Diese Ödemform ist durch das Auftreten eines eiweißreichen interstitiellen Ödems gekennzeichnet (Carlson et al. 1979). Bei schwerer Ausprägung tritt Flüssigkeit auch in die Alveolen über. Die Basalmembranen und Endothelzellschichten der Lungenkapillaren sind für großmolekulare Substanzen, insbesondere Eiweiße, vermehrt durchlässig. Bei der Entwicklung dieses Ödems ist in der Regel kein erhöhter intravasaler Druck vorhanden, daher wird es auch „Niederdrucködem" genannt. Im Permeabilitätsödem sind die Konstanten der Starling-Gleichung, die die Eigenschaft der Kapillarmembran beschreiben, pathologisch verändert.

Diese Ödemform ist charakteristisch für das respiratorische Distreßsyndrom nach Trauma.

Grundlagen der Flüssigkeitsbewegungen zwischen Kapillare und Interstitium der Lunge

Die Flüssigkeitsbewegungen zwischen Intravasalraum und Interstitium der Lunge werden durch Gesetzmäßigkeiten bestimmt, deren grundlegende Prinzipien bereits Starling (1896) aufgedeckt hat. Er forderte jeweils ein Kräftepaar (intravasaler und interstitieller Wert) des hydrostatischen und kolloidosmotischen Drucks, das im Gleichgewicht steht. Von Staverman (1951), Kedem u. Katchalski (1958) wurden zusätzliche Konstanten entwickelt, um die Eigenschaften der Membran zwischen Interstitium und Kapillarraum zu beschreiben, außerdem stellten sie Gleichungen auf, mit denen der Durchfluß großmolekularer Substanzen durch biologische Membranen – im folgenden „Teilchenfluß" genannt – beschrieben wurde.

Starling-Gleichung – Wasserfluß

Die Grundlegende Gleichung zur Erfassung des Lösungsmittelflusses (Volumenfluß) lautet folgendermaßen:

$$J_v = K_f\,(\Delta p - \sigma\Delta\pi) \qquad (1)$$

J_v Gesamtvolumenfluß ($ml \cdot h^{-1} \cdot cm^{-2}$)
K_f hydraulische Konduktivität (Durchlässigkeit für kleinmolekulare Substanzen, z. B. Wasser) ($ml \cdot h^{-1} \cdot cm^{-2} \cdot mmHg^{-1}$)[1]
Δp hydrostatischer Druckgradient (mmHg)[1]
$\Delta\pi$ kolloidosmotischer Druckgradient (mmHg)[1]
σ Reflexionskoeffizient nach Staverman (Durchlässigkeit bzw. Siebfähigkeit der Kapillarmembran für Teilchen)

Gleichung 1 entspricht den Forderungen der Starling-Hypothese. Häufig wird auch diese Form gewählt:

$$\dot{Q} = K_f\,[(p_{mv} - p_{pmv}) - (\pi_{mv} - \pi_{pmv})] \qquad (2)$$

$\dot{Q}$ Lymphfluß ($ml \cdot h^{-1} \cdot cm^{-2}$)
p_{mv} und π_{pmv} intravasaler hydrostatischer und kolloidosmotischer Druck (mmHg)
p_{pmv} und π_{pmv} perimikrovaskulärer hydrostatischer und kolloidosmotischer Druck (mmHg)

Ein Volumenfluß ist in beiden Richtungen der Membran möglich.

Gleichung von Kedem und Katchalski – Teilchenfluß

Kedem u. Katchalski entwickelten 1958 eine Gleichung zur Beschreibung der transkapillären Bewegungen großmolekularer Substanzen, im folgenden „Teilchen" genannt:

1 In dieser Arbeit sind die Drücke in mmHg gemessen worden. Für die neuerdings gebräuchliche Maßeinheit kPa gilt: 1 mmHg ≙ 0,133 kPa.

$$\dot{n}_s = \omega\Delta\pi + J_v c_s (1 - \sigma) \tag{3}$$

$\dot{n}_s$ Teilchenfluß pro Zeit und Fläche ($mg \cdot s^{-1} \cdot cm^{-2}$)
ω Permeabilitätskonstante ($mg \cdot s^{-1} \cdot cm^{-2} \cdot mmHg^{-1}$)
$\Delta\pi$ kolloidosmotische Druckdifferenz (intra- und extravasal) (mmHg)
J_v Lösungsfluß pro Zeit und Fläche ($ml \cdot s^{-1} \cdot cm^{-2}$)
c_s mittlere Konzentration der Teilchen in der Membran (mg/ml)
σ osmotischer Reflexionskoeffizient

Der Proteinfluß findet nur aus dem Gefäß heraus statt, eine vesikuläre Transportart in umgekehrter Richtung in geringem Maße ist denkbar (Renkin 1980).

Größe der Konstanten

Permeabilitätskonstanten (ω und PS)

Da die Größe der Permeabilitätskonstanten ω in Beziehung zur Filtrationsoberfläche steht, wurde der Konstanten zur Berechnung der Permeabilität von biologischen Membranen (z. B. in Organen) ein Wert für die Filtrationsoberfläche hinzugegeben. Das Produkt wurde „permeability surface area" (PS) genannt (Kedem u. Katchalski 1958). Es ist offensichtlich, daß sowohl Änderungen der Permeabilität als auch der filtrierenden Oberfläche die Größe von PS beeinflussen. Die Bestimmung dieser Konstanten wurde teilweise an artifiziellen Membranen, an isolierten Kapillaren oder anhand der Lymphflußdaten ganzer Organe durchgeführt (Brigham et al. 1979a; Taylor 1981; Taylor et al. 1977).

Reflexionskoeffizient (σ)

Je nach experimentellem Aufbau und Molekülgröße der untersuchten Substanzen reichen die Werte für σ von 0,5–0,96 (Parker 1981a) oder von 0,6–0,92 (Brigham et al. 1982).

Bei hohem Lymphfluß kann σ aus dem Wert 1 – Lymphe-Plasma-Verhältnis berechnet werden (Granger u. Taylor 1980). Brigham hält dafür eine Lymphflußerhöhung um das 5fache für erforderlich (Brigham et al. 1982). Je dichter eine Membran für eine Substanz ist, um so eher kann diese bei steigendem Lymphfluß im Interstitium ausgewaschen werden. Je effektiver dieser Auswaschvorgang im Interstitium sein kann, um so niedriger wird das Lymph-Plasma-Verhältnis.

Filtrationskoeffizient (K_f)

Der Filtrationskoeffizient wurde vorwiegend aus Lymphflußdaten berechnet. Da auch dieser Wert oberflächenabhängig ist, schwanken die angegebenen Werte beträchtlich. Unter der hypothetischen Annahme, daß σ gleich 1 sei und der interstitielle hydrostatische Druck immer 0 bleibe, berechnete Kramer et al. (1981) einen Wert zwischen 1,4 und 2,1 ml/mmHg und Stunde, Erdman et al. (1975) kalkulierte für die Schaflunge 1,64 ± 2,65 ml/cm H_2O und Stunde. Einen Überblick über die errechneten Größen gibt Taylor (1981) und Rutili et al. (1982).

Volumen- und Teilchenflüsse und deren Beeinflussung

Volumenfluß

Die Summe der hydrostatischen und kolloidosmotischen Druckgradienten bedingt eine resultierende Kraft, die je nach Größe und Richtung den Volumenfluß bestimmt. In der normalen Lunge existiert ein Gradient zum Interstitium hin gerichtet von etwa 2 mmHg. Daher fließt ständig Flüssigkeit aus dem Gefäßsystem heraus in das Interstitium. Die Flüssigkeit wird über die Lymphgefäße abtransportiert und in den Blutstrom zurückgebracht. Pionierarbeiten bei der Aufklärung dieser Mechanismen leistete Guyton et al. (1979).

Der ständige Lymphfluß hält eine unterschiedliche Proteinkonzentration beiderseits der Membran aufrecht. Ohne einen Volumenfluß würde selbst bei nahezu dichter Membran nach einer genügend langen Zeitspanne auf beiden Seiten der Grenzfläche eine gleich hohe Proteinkonzentration bestehen (Diffusionsausgleich). Der Volumenfluß ist damit für die Aufrechterhaltung eines kolloidosmotischen Druckgradienten und für seine Größe von wesentlicher Bedeutung. Je größer der Volumenfluß, um so mehr Protein wird im Interstitium ausgespült, um so höher wird die kolloidosmotische Druckdifferenz (Staub 1980).

Der Volumenfluß wird außerdem durch die Eigenschaften der trennenden Schichten zwischen dem Intravasalraum und Interstitium, wie z. B. Basalmembran und Endothelzellschicht, beeinflußt. Einflüsse des Interstitiums auf den Volumenfluß werden später dargestellt.

Teilchenfluß (Proteinfluß)

Das Protein, das den Kapillarraum verläßt, wird durch 2 unterschiedliche Transportsysteme bewegt.

Konvektiver Proteinfluß. Die Flüssigkeit nimmt beim Durchtritt durch die trennende Membran Proteine mit sich. Je stärker der Flüssigkeitsdurchtritt, desto mehr Teilchen werden mitgerissen. Wie in Abb. 3 erkennbar, steigt die Menge der transportierten Proteine (konvektiver Fluß) linear mit dem Lymphfluß.

Diffusiver Proteinfluß. Die Diffusion von Proteinen durch eine Membran wird durch den Diffusionsgradienten bestimmt. Der Diffusionsgradient ist von den unterschiedlichen Konzentra-

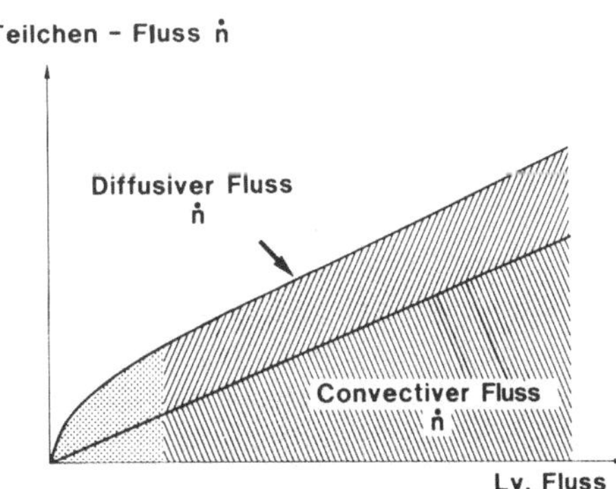

Abb. 3. Abhängigkeit der Menge transportierter Proteine vom Lymphfluß

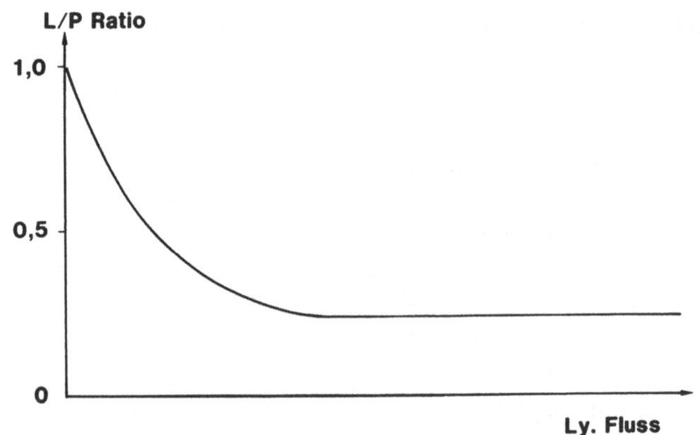

Abb. 4. Abhängigkeit des Lymphe-Plasma-Verhältnisses vom Lymphfluß

tionen an beiden Seiten der Membran abhängig. Je größer der Konzentrationsunterschied, desto stärker ist der diffusive Fluß. Der Diffusionsgradient kann auch als kolloidosmotischer Druckgradient ausgedrückt werden. Der Zusammenhang zwischen diesem Gradienten und der Stärke des diffusiven Proteinflusses ist linear.

Da die Flüssigkeitsmenge, die die Membran kreuzt, zur Aufrechterhaltung des kolloidosmotischen Druckgradienten beiträgt und der Gradient umso größer wird, je größer der Flüssigkeitsfluß ist, besteht eine zusätzliche Abhängigkeit des diffusiven Flusses vom Lösungsmittelfluß. Die Veränderungen des kolloidosmotischen Druckgradienten durch zunehmenden Lösungsmittelfluß sind im Anfangsbereich nichtlinear (mit steigendem Lymphfluß fällt das Lymphe-Plasma-Verhältnis exponentiell ab) (Abb. 4). Daher wird auch der diffusive Fluß durch den Lösungsmittelfluß in nichtlinearer Weise beeinflußt. Wie in Abb. 3 erkennbar ist, trifft dies jedoch nur für niedrige Lymphflußwerte zu (Brigham et al. 1982) (punktierter Bereich in Abb. 3). Steigt der Lymphfluß weiter, erreicht der diffusive Proteinfluß ein Transportmaximum. Das Lymphe-Plasma-Verhältnis erreicht einen Minimalwert, der kolloidosmotische Druckgradient wird nicht weiter verändert.

Wie aus Abb. 3 hervorgeht, nimmt der Anteil des konvektiven Proteinflusses mit steigendem Lymphfluß ständig zu, der diffusive Proteinfluß verliert dagegen zunehmend an Bedeutung. Bei niedrigem Lymphfluß hat der diffusive Proteinfluß einen relativ größeren Anteil am Proteintransport (punktierter Bereich in Abb. 3).

Die Verteilung der Proteine (intravasal und extravasal): Lymphe-Plasma-Verhältnis

Das Verteilungsverhältnis zwischen Intra- und Extravasalraum wird u. a. durch die Molekülgröße der Substanzen bestimmt. Für die Lunge beträgt das normale Verhältnis für Albumin 0,7–0,8 (Staub 1974). Der Zusammenhang von Lymphe-Plasma-Verhältnis, Lymphfluß und den unterschiedlichen Transportarten wird in Abb. 5 dargestellt.

Mit steigendem Lymphfluß nähert sich das Lymphe-Plasma-Verhältnis einem Minimalwert. Dieser Minimalwert wird konstant gehalten, da der diffusive Proteinfluß einen minimalen Anteil hat. In dieser Phase wird das Lymphe-Plasma-Verhältnis vorwiegend durch die „Siebeigenschaft" der Membran bestimmt (Brigham et al. 1982; Taylor 1981; Taylor et al. 1982).

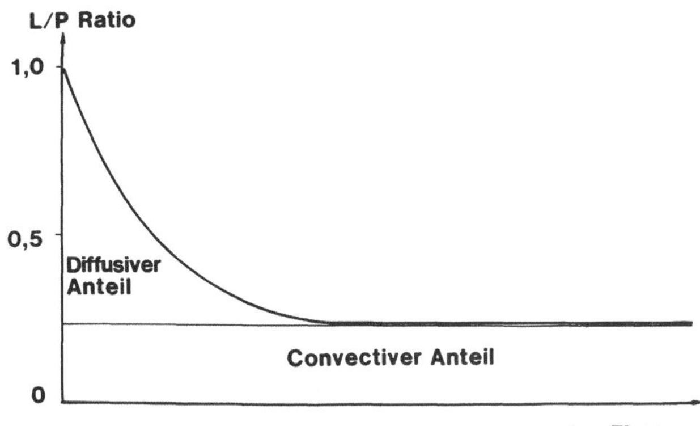

Abb. 5. Diffusiver und konvektiver Anteil bei der Abhängigkeit des Lymphe-Plasma-Verhältnisses vom Lymphfluß

Beeinflussung des Lymphe-Plasma-Verhältnisses durch wechselnde Plasmaproteinkonzentrationen

Der wechselnde Anteil von diffusivem und konvektivem Proteinfluß am gesamten Proteinfluß ist für eine Verschiebung des Lymphe-Plasma-Verhältnisses bei Proteinkonzentrationsänderungen im Plasma verantwortlich (Abb. 6). Bei steigender intravasaler Proteinkonzentration nimmt der kolloidosmotische Druckgradient zu und führt zu einem verstärkten diffusiven Proteinfluß. Dieser diffusive Proteinfluß wird zum bestehenden konvektiven Fluß addiert und bedingt eine überproportionale Zunahme der Lymphproteinkonzentration.

Dieser überproportionale Anstieg der Proteinkonzentration in der Lymphe wird durch folgenden Mechanismus verstärkt:

1. Infolge des erhöhten kolloidosmotischen Druckgradienten nimmt der Lymphfluß vorübergehend ab. Das Auswaschen von Proteinen im Interstitium wird vermindert. Dadurch wird die Lymphproteinsteigerung und damit die Anhebung des Lymphe-Plasma-Verhältnisses unterstützt.
   Der Anteil des diffusiven Proteintransportes am gesamten Proteintransport steigt (gestrichelte Kurve).

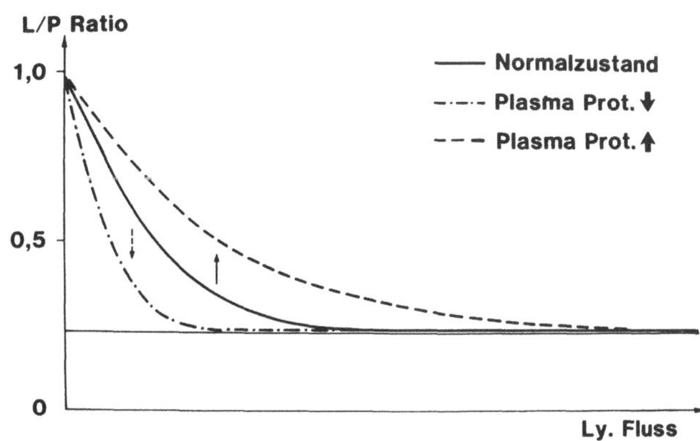

Abb. 6. Lymphe-Plasma-Verhältnis vs. Lymphfluß bei Proteinkonzentrationsänderungen im Plasma

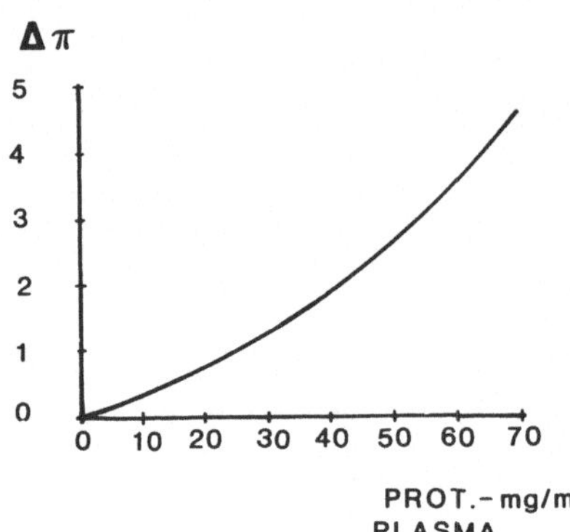

Abb. 7. Abhängigkeit des kolloidosmotischen Druckgradienten von der Plasmaproteinkonzentration

Das Lymphe-Plasma-Verhältnis steigt so lange, bis der kolloidosmotische Druckgradient wieder ausgeglichen ist (Pfeil zur oberen Kurve).

2. Ist die intravasale Proteinkonzentration niedrig, so vermindert sich der diffusive Proteinfluß überproportional und führt zu einem Abfall der interstitiellen Proteinkonzentration. Da ein erniedrigter kolloidosmotischer Druck im Gefäß vorübergehend einen erhöhten Lymphfluß bedingt, wird das interstitielle Protein zusätzlich ausgewaschen. Dieser Mechanismus unterstützt die Verminderung der interstitiellen Proteinkonzentration.
   Die beiden Vorgänge laufen so lange ab, bis der kolloidosmotische Druckgradient wiederhergestellt ist (Pfeil zur unteren Kurve).

Durch das Zusammenwirken dieser beiden Transportarten wird der kolloidosmotische Druckgradient immer wieder auf gleiche Höhe eingestellt. Wenn das Lymphe-Plasma-Verhältnis nicht angepaßt würde, würde der kolloidosmotische Druckgradient erheblich verändert. Der Verlauf dieser hypothetischen Änderung des kolloidosmotischen Druckgradienten bei gleichbleibendem Lymphe-Plasma-Verhältnis ist in Abb. 7 dargestellt.

Da erst in neuerer Zeit begonnen wurde, die Auswirkungen einer Änderung des kolloidosmotischen Drucks systematisch zu untersuchen, sind diese Zusammenhänge erst im Ansatz bekannt (Taylor 1981; Parker et al. 1980, 1981a, 1981c). Sie haben jedoch eine große praktische Bedeutung, da eine Infusionstherapie mit unterschiedlichen Lösungen den intravasalen Proteingehalt stark verändern kann. Dies kann sich auf den interstitiellen Flüssigkeitsgehalt und damit auf ein Lungenödem erheblich auswirken.

Die Beschaffenheit des Interstitiums und der Einfluß auf die Flüssigkeits- und Proteinbewegungen

Nachdem die Barriere „Endothel und Basalmembran“ überwunden ist, passieren Flüssigkeit und Proteine auf dem Weg zu den Lymphgefäßen das Interstitium.

Noch 1974 war Staub der Meinung, daß das interstitielle Kompartiment als uniformer, gut durchmischter „well stirred“ Raum angesehen werden könne, der Flüssigkeits- und Proteinbewegungen keinen wesentlichen Flußwiderstand entgegensetze. Daher sei das Interstitium bei den entsprechenden Betrachtungen zu vernachlässigen. Bedeutungsvoll seien ausschließlich die endothelialen und epithelialen Zellschichten und Membranen.

Struktur

Neue Befunde zur Zusammensetzung und Funktion der interstitiellen Strukturen führten zur gegensätzlichen Meinung (Aukland u. Nicolaysen 1981). Watson et al. (1980) ist sogar der Ansicht, daß der Widerstand im Interstitium für kleine und große Moleküle größer sei als der Widerstand bzw. Siebeffekt des Endothels.

Das Interstitium besteht aus einer heterogenen Matrix von Mukopolysacchariden und Kollagenfasern (Prockop 1979; Aukland u. Nicolaysen 1981; Parker et al. 1981b; Laurent 1970). Es befindet sich in einem gelartigen Zustand.

Flüssigkeitsbewegungen

Nach Brace (1981) ist die Flüssigkeit im Interstitium nur in geringer Menge in freier Form vorhanden. Zum großen Teil ist das Wasser in die heterogene Matrix hineingepreßt. Die Menge an freier Flüssigkeit ist eine dynamische Größe und abhängig von der Ausdehnung der sog. freien Kanäle („free channels") und der Flußgeschwindigkeit. Erste Beschreibungen dieser „neuen" Entdeckung existierten allerdings schon von McMaster u. Parsons (1939), der nach Injektion von Farbstoff in Gewebe Flüssigkeitsbewegungen entlang der Bindegewebsfasern beobachtete und daher bevorzugte Flüssigkeitsbahnen vermutete.

Exklusionsräume

Wie in Abb. 8 ersichtlich ist, entstehen diese freien Kanäle dadurch, daß ein Großteil des Interstitiums sehr eng zusammengepackt ist. Es bilden sich dadurch Areale, sog. Exklusionsräume („exclusion-spaces"), die für Proteine nicht zugänglich sind. Nach Angaben von Staub nehmen diese „zusammengepackten" Bezirke etwa 50% des gesamten Interstitiums ein.

Die Kräfte, die z. B. Albumin aus diesen Räumen ausschließen, sind elektrostatischer und sterischer Natur. Sie gehen von den vorhandenen Glykosaminoglykanen und Kollagenfasern aus. Der Satz von Laurent (1970), daß 2 Moleküle nicht zur gleichen Zeit den gleichen Raum

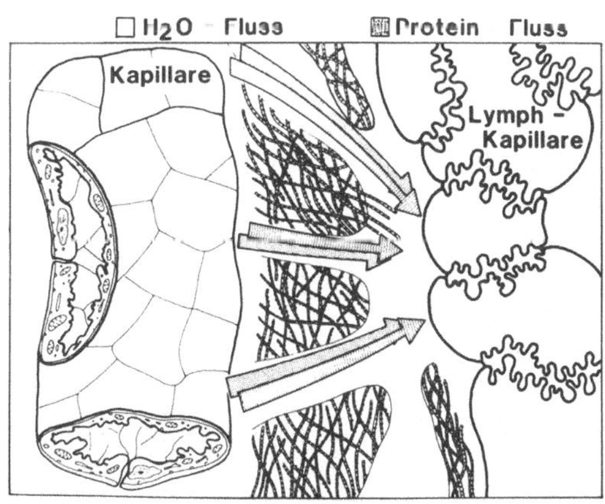

Abb. 8. H_2O- und Proteinfluß von der Blut- zur Lymphkapillare durch das Interstitium

einnehmen können, gilt um so mehr, je größer die Moleküle sind. Parker et al. (1980) beschrieb, daß durch eine Flüssigkeitsvermehrung im Interstitium diese Exklusionsräume durch Flüssigkeitseinlagerung aufgelockert werden können. Dadurch können Proteine in diese Bereiche eindringen. Die Eindringfähigkeit ist von der Molekülgröße abhängig. Größere Moleküle als Albumin, z. B. Fibrinogen, bleiben in den freien Kanälen und erscheinen daher nach intravasaler Applikation schneller in der Lymphe als gleichzeitig gegebene Albumine (Watson et al. 1980a; Bell u. Mullins 1982).

Allein dadurch, daß Albumin in einem größeren Volumen verteilt wird, kann die Konzentration des Albumins in der freien Flüssigkeit bereits bis zu 23% abfallen (Taylor et al. 1982). Damit fällt der kolloidosmotische Druck im Interstitium ab und bewirkt eine Vergrößerung des kolloidosmotischen Druckgradienten. Die Umverteilung der Proteine stellt einen Sicherheitsmechanismus gegen eine Ödembildung dar.

Andererseits steigt der absolute Gehalt an Protein im Interstitium, da größere Raumabschnitte für Protein zugängig werden.

Der sinnvolle Umverteilungsmechanismus hat einen ungünstigen Einfluß auf die Fließgeschwindigkeit von Proteinen und damit von Wasser im Interstitium, da die Substanzen sich durch ein Netzwerk hindurchbewegen müssen und nicht mehr ausschließlich in den freien Kanälen fließen können. Die Mobilität der Proteine wird erheblich eingeschränkt. Dies bewirkt einen proportionalen Anstieg der Konzentration im Interstitium (Laurent 1970). Das Interstitium wirkt in diesem Falle wie ein seriell geschalteter Widerstand (Watson 1980), vergleichbar einer Gelfiltrationssäule (Laurent 1970) (Abb. 9).

Entgegengesetzt zu diesen Kompensationsmechanismen wirken Interaktionen von Proteinen mit Polysacchariden und Hyaluronsäuren. Wiederhelm u. Black (1976) wiesen auf eine Verstärkung der kolloidosmotischen Wirkung der Albumine durch solche Interaktionen hin. Die chemische Aktivität der Proteine wird nach Laurent erheblich verstärkt und führt zu einer Potenzierung des kolloidosmotischen Drucks (Laurent 1970). Dadurch kann der Abfall des kolloidosmotischen Drucks nach Proteinumverteilung wieder aufgehoben werden.

Für die nachfolgend dargestellten Untersuchungen sind die Beobachtungen von Zweifach et al. (1977), Taylor et al. (1973), Renkin (1980) und Renkin et al. (1980) von besonderer Bedeutung. So wie ein Eindringen von Proteinen in die sog. Exklusionsräume zu einer Widerstandserhöhung für den Flüssigkeitsstrom führt, bedingt umgekehrt das Auswaschen von Pro-

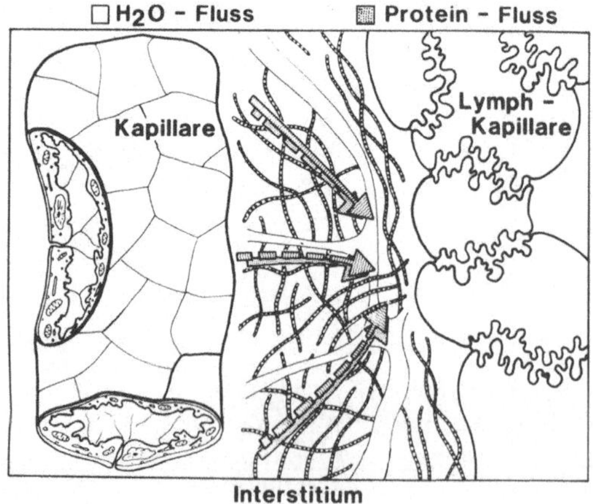

Abb. 9. H_2O- und Proteinfluß durch das Interstitium bei Auflockerung seines Makromolekülnetzes

teinen aus diesen Strukturen, daß der Flußwiderstand des Interstitiums sinkt. Bereits 1976 beschrieb Levine, daß unter der Zufuhr von salinen Lösungen eine zusätzliche Kraft („additional force") entstehen müsse, die auf die Flüssigkeitsverteilung einwirke. Harms et al. (1981a) und Kramer et al. (1981) diskutierten, daß eine Konzentrationsminderung des Proteins im Intravasalraum den Wert für K_f, also die hydraulische Leitfähigkeit, heraufsetze und daß dies evtl. durch Änderungen im Interstitium verursacht würde.

Brace postuliert 1981 eine Reihe zusätzlicher Kräfte, die im Interstitium vorhanden seien und auf die Flüssigkeitsverteilung einwirken:

1. Elektrostatische Repulsion durch elastische Ausdehnung oder Zusammenziehung des Interstitiums (Öffnen und Schließen von Exklusionsräumen),
2. Gelimbitionsdruck,
3. Gelonkotischer Druck (Interaktion mit Makromolekülen),
4. Matrixschwelldruck,
5. Gewebeabsorptionsdruck.

Um Aussagen über die Bedeutung des Interstitiums zu ermöglichen, muß gewährleistet sein, daß die Lymphe mit der interstitiellen Flüssigkeit identisch ist. Wiederhelm u. Black (1976), Renkin et al. (1977), Vreim et al. (1976) und Brace (1981) bestätigen dies. Es besteht ein Äquilibrium im Steady state zwischen Lymphe und Interstitium.

Permeabilität der Kapillarmembranen

Definition der Permeabilität

Bereits Fine u. Seligman formulierten 1944, daß ein „capillary leak-syndrome" besteht, wenn Plasma oder seine Bestandteile in größerer Menge als normal das Gefäßsystem verlassen und langsamer in den intravasalen Raum zurückkehren als sie austreten. Diese Aussage wurde von Staub (1978) für Experiment und Klinik modifiziert: „Ein Permeabilitätsschaden ist in einem fortgeschrittenen Stadium an einem erhöhten Lungenwassergehalt zu diagnostizieren, im Experiment an einem angestiegenen Lungenlymphfluß. In der pulmonalen Lymphe soll eine höhere Proteinkonzentration vorliegen, als es den wirksamen Kräften entspricht."

Aus klinischer Sicht interessiert besonders die Membrandurchlässigkeit für Albumine, da diese die größte Proteinfraktion darstellen. Ein überproportionaler Anstieg zusammen mit einer Flüssigkeitsvermehrung im Lungeninterstitium, evtl. auch in den Alveolen, läßt auf einen Permeabilitätsschaden schließen.

Die Permeabilität ist für verschiedene Organe und Kapillargebiete different. Bei erhöhter Permeabilität gilt für die Membrankonstanten folgendes:

1. Je kleiner σ wird, um so permeabler wird die Membran.
2. Je größer ω bzw. PS ist, um so durchlässiger ist die Membran.
3. Je größer K_f ist, um so mehr Volumen tritt durch die Membran hindurch.

Sicherheitsmechanismen bei gesteigerter Permeabilität

Lymphdrainage

Die Lymphgefäße sind in der Lage, einen vermehrten Flüssigkeitseinstrom in das Interstitium zu drainieren. Brigham (1974) beobachtete nach Pseudomonasinjektion einen Anstieg des Lymphflusses bis auf 85 $ml \cdot h^{-1}$. Ein Permeabilitätsschaden muß sich daher nicht in einer Zunahme des interstitiellen Flüssigkeitsgehaltes manifestieren (kompensierter Permeabilitätsschaden).

Kolloidosmotischer Druckgradient

Der zum Intravasalraum hinweisende kolloidosmotische Druckgradient kann verstärkt werden. Diese Änderung kann durch Anheben des kolloidosmotischen Drucks im Intravasalraum oder durch Absenken des kolloidosmotischen Drucks im Interstitium erfolgen. Da bei einem Anstieg der Proteinkonzentration im Plasma der Proteinfluß in das Interstitium stark zunimmt (Zunahme des diffusiven Flusses), ist eine intravasale Anhebung des kolloidosmotischen Druckgradienten nur vorübergehend möglich (Demling et al. 1979).

Brigham u. Owen (1975a) und Parker et al. (1980) sehen in der Absenkung des interstitiellen kolloidosmotischen Drucks einen sehr wichtigen Sicherheitsfaktor. Die Absenkung des kolloidosmotischen Druckes im Interstitium kann durch Auswaschen der Proteine, wie es Erdmann et al. (1975) erstmals beschrieb, oder durch ein Eindringen der Proteine in die Exklusionsräume erfolgen. Mullins u. Bell wiesen 1982 darauf hin, daß die Rückführung der ausgewaschenen Proteine in das Gefäßsystem ebenfalls zur Vergrößerung des Gradienten beitrage (Mullins u. Bell 1982; Kramer et al. 1981; Harms et al. 1981a).

Compliance

Die niedrige Compliance des Lungeninterstitiums (Parker et al. 1981a) wirkt durch Entwicklung eines positiven Gewebedruckes einem Flüssigkeitsausstrom entgegen (Guyton et al. 1979). Dies gilt v. a. für die Bereiche, die am Gasaustausch teilnehmen. Mit steigendem Flüssigkeitsgehalt steigt die Compliance.

Erfassung einer Permeabilitätsstörung

Da direkte Meßverfahren fehlten, wurde bisher meist versucht, die Permeabilitätsstörung indirekt über die Auswirkungen des Schadens zu erfassen. Der Schweregrad des interstitiellen Lungenödems kann z. B. als Meßparameter dienen. Da aber die Durchlässigkeit der Membranen bereits erheblich erhöht sein kann, ohne daß ein Lungenödem auftritt (Lymphabtransport), zeigt diese Größe einen Schaden erst ab einem gewissen Ausmaß an. In einer „statischen" Moment-Aufnahme können die Veränderungen daher nicht besonders sensitiv erfaßt werden. Die direkte Messung der dynamischen Veränderungen von Wasser- und Proteinflüssen kann eine Permeabilitätsstörung wesentlich empfindlich erfassen. Die Meßverfahren sind jedoch methodisch schwierig und aufwendig.

Statische Meßverfahren

Destruktive Methoden

Gravimetrie. Die gravimetrische Bestimmung des Feuchtgewichtes der Lunge im Verhältnis zum Trockengewicht nach der Methode von Pearce et al. (1965) ist ein sehr genaues und häufig geübtes Verfahren (Holcroft u. Trunkey 1974, 1975). Der Nachteil ist die einmalige Durchführbarkeit und der zeitliche Abstand zu den Messungen in vivo.

Morphologie. Morphologische Studien (lichtmikroskopisch und elektronenoptisch). Mit diesen Methoden wurden eine Reihe grundlegender Erkenntnisse gewonnen (Bartlett 1979; Riede et al. 1980; Mittermayer et al. 1977). Die Anwendung der Gefrierbrechungstechnik zur Darstellung von interzellulären Verbindungen ist besonders aussagekräftig (Oestern 1980; Pietra et al. 1981; Bartels 1979).

Die Artefaktgefahr ist jedoch groß, außerdem ergaben die Kalkulationen von Blake u. Staub (1976), daß erhebliche Permeabilitätsveränderungen möglich sind, ohne daß morphologische Schäden feststellbar sein müssen (Veränderungen der Porendurchmesser).

Nichtdestruktive Methoden

Parameter der Lungenfunktion. Da ein Lungenödem zur Einschränkung des Gasaustausches und zur Änderung der Lungenmechanik führt, wurde versucht, das Ausmaß eines Ödems über Veränderungen dieser Werte zu erfassen. Da jedoch Größen wie D_{AaO_2} (Skillman 1976; Skillman et al. 1975) oder die pulmonale Shuntfraktion (Virgilio et al. 1976, 1979a) auch von anderen Faktoren beeinflußt werden, ist die Aussagekraft erheblich eingeschränkt.

Neuere Untersuchungen mit der quantitativen Bestimmung des extravaskulären Lungenwassers (EVLW) zeigten, daß keine Korrelation zwischen feinen Änderungen des Lungenwassergehaltes und den klinisch meßbaren Lungenfunktionsparametern besteht. Dies gilt besonders für das Anfangsstadium eines Lungenödems (Sturm, im Druck).

Röntgenuntersuchung. Die Arbeitsgruppe um Pistolesi et al. (1982) gibt an, mit Hilfe von Röntgenaufnahmen ein Lungenödem genau quantifizieren zu können. Nach Meinung der Autoren ist es sogar möglich, ein Hochdrucködem von einem Permeabilitätsödem zu unterscheiden.

Sorgfältige Untersuchungen von Snashall (1981) im Tierexperiment zeigten, daß quantitative Aussagen nur bei Vorliegen von Vergleichsaufnahmen und bei erheblichen Änderungen im Flüssigkeitsgehalt gemacht werden können. Eine Aussage bei höheren EVLW-Werten ist nicht mehr möglich.

Da Röntgenbilder durch unterschiedliche Beatmungsmuster erheblich beeinflußt werden und die Standardisierung Probleme bereitet, ist dieses Verfahren eingeschränkt verwendbar.

Computertomographie und Positive-Emissions-Tomographie (PET) sind noch im Entwicklungsstadium.

Bestimmung des extravaskulären Lungenwassers. Die Nachteile der Doppelindikatordilutionsmethoden mit Isotopen wurden durch die Einführung eines nichtmolekularen Indikators überwunden. Green-Dye als intravasaler Indikator und ein Thermobolus als extravasaler Indikator erbrachten hervorragende Ergebnisse (Holcroft u. Trunkey 1975; Lewis et al. 1982). Die sehr

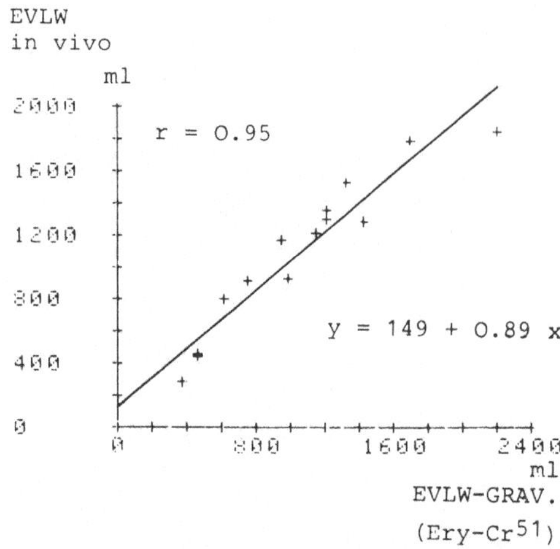

Abb. 10. Korrelation der in vivo gemessenen und der gravimetrisch gemessenen Werte des extravaskulären Lungenwassers (EVLW)

gute Übereinstimmung der gravimetrisch bestimmten Flüssigkeitswerte mit den In-vivo-Werten bewies die Exaktheit und Sensitivität der Methode. Das Meßverfahren ist nur unwesentlich vom Herzzeitvolumen beeinflußt. Die Methode wurde durch unsere Arbeitsgruppe für den Menschen überprüft. Die Abb. 10 zeigt die Korrelation der In-vivo-Messungen und gravimetrischen Werte (Sturm 1982a; Sturm et al. 1979b).

Trotz der exakten Quantifizierung des Lungenödems kann diese Methode kompensierte Permeabilitätsschäden nicht erfassen. Ein erhöhter Lymphfluß muß nicht in einer Flüssigkeitsvermehrung resultieren (Drainage) (Erdmann et al. 1975; Parker et al. 1981c; Demling 1979).

Dynamische Meßverfahren

Tracerstudien

Die direkte Erfassung der transkapillären Bewegung markierter Substanzen ist im Grundsatz eine erfolgversprechende Methode. Mit Isotopen unterschiedlicher Molekulargröße können Differenzierungen der Permeabilität erreicht werden. Prichard verwendete markiertes Albumin zur Bestimmung des Albuminflusses an der Hundelunge (Prichard et al. 1980), Brigham versuchte, mit markierten Erythrozyten, Albumin, Wasser und Harnstoff eine Extravasation zu quantifizieren (Brigham et al. 1977/Schaf, 1979b/Mensch). Gorin verwendete die Technik, um regionale Unterschiede des Proteinflusses zu untersuchen (Gorin et al. 1978). Sugerman stellte ähnliche Studien beim Hund an (Sugerman et al. 1981) und propagiert diese Methode zur Beurteilung des ARDS. Sibbald versuchte mit dieser Technik Hochdruck- und Permeabilitätsödem zu unterscheiden (Sibbald et al. 1981).

Die Anwendung dieser Methoden bedingt einen hohen technischen Aufwand. Die Beeinflussung der Messungen durch wechselndes Herzzeitvolumen und Perfusionsveränderungen ist methodisch noch nicht vollständig gelöst.

Dem gleichen Prinzip folgt der Versuch von Carlson et al. (1979), Alveolarflüssigkeit direkt auf ihren Proteingehalt hin zu untersuchen und daraus den Durchtritt von Proteinen zu kalkulieren.

Analyse der interstitiellen Flüssigkeit (Lymphe): verschiedene Spezies

Die Menge und Zusammensetzung der Lymphe des Ductus thoracicus hat beim Hund eine Fülle von Hinweisen auf Permeabilitätsstörungen gegeben (Northrup u. Humphrey 1978; Anderson u. DeVries 1976; Todd et al. 1975, 1978; Michel u. Hogg 1979). Entsprechende Kanülierungen wurden auch bei Pavianen versucht. Da eine erhebliche Beimischung intestinaler Lymphe nicht ausgeschaltet werden kann, sind die Daten für das Kapillargebiet der Lunge nur eingeschränkt zu verwenden.

Grundlegende Untersuchungen zur Permeabilität wurden u. a. von Physiologen (Renkin 1977, 1980; Guyton et al. 1979 u. a.) an Hunden, Kaninchen und Katzen durchgeführt.

Isolierte Lunge

Untersuchungen an der isolierten Lunge haben modellhaften Charakter und sind für die vorliegende Fragestellung nicht verwendbar.

Schafmodell nach Staub (Lungenlymphe)

Bei diesem Modell ist es möglich, die Untersuchungsergebnisse tatsächlich auf das Kapillargebiet der Lunge zu beziehen, da reine Lungenlymphe gewonnen werden kann. Folgende Parameter können interpretiert werden:

Lymphfluß. Der Lymphfluß stellt ein Maß für den Flüssigkeitsübertritt aus dem Kapillargebiet in das Interstitium dar. Eine Reihe von Autoren erarbeitete Beziehungen zwischen den einwirkenden Kräftepaaren (hydrostatischer und kolloidosmotischer Druck) und der Lymphmenge (Erdmann et al. 1975; Vreim et al. 1976; Woolverton et al. 1978; McNamee u. Staub 1979; Parker et al. 1981c). Ein Abweichen von dieser Beziehung wurde als Permeabilitätsstörung für Wasser gedeutet (Demling 1980b; Brigham et al. 1974b nach Endotoxin- und Pseudomonasinjektionen). Im Vordergrund dieser Betrachtungen standen Veränderungen des hydrostatischen Drucks.

Reaktionen des Lymphflusses auf Veränderungen des intravasalen kolloidosmotischen Druckes wurden erst in neuerer Zeit untersucht. 1981 stellten Kramer et al. eine Beziehung zwischen dem Abfall des intravasalen kolloidosmotischen Drucks und der Zunahme des Lymphflusses her und verglichen diese Reaktion mit den Veränderungen, die durch Anheben des hydrostatischen Drucks bewirkt wurden. Lymphflußreaktionen auf einen Anstieg des kolloidosmotischen Drucks im Plasma wurden von Demling in einer orientierenden Untersuchung dargestellt (Demling et al. 1979). Nach Infusion von Proteinen konnte er die gewünschte Änderung nur sehr kurzfristig beobachten, da der kolloidosmotische Druckgradient rasch zum Ausgangswert zurückkehrte. Außerdem wurden gleichzeitig Änderungen des mikrovaskulären Drucks bewirkt, die die Beurteilung sehr erschweren.

In neuerer Zeit wurden folgende Überlegungen angestellt, die bei der Beurteilung des Lymphflusses beachtet werden müssen:

1. Die Lymphflußänderung im Zusammenhang mit einwirkenden Kräften wird nicht nur durch die Eigenschaften der Kapillarmembran beeinflußt, sondern auch durch Kräfte im Interstitium. Die Lymphe wird analysiert, nachdem das Interstitium durchflossen ist.

2. Ein Anstieg des hydrostatischen Drucks kann die Filtrationsoberfläche in der Lunge durch „Neueröffnen" von Lungenkapillaren verändern. Eine größere filtrierende Oberfläche würde eine Lymphflußsteigerung nach sich ziehen, ohne daß die Kapillarmembranen geschädigt sein müßten. Jones et al. (1982) und Simon et al. (1982) konnten nachweisen, daß angebliche Permeabilitätsschäden nach intrakranieller Drucksteigerung durch einen angestiegenen mikrovaskulären Druck vorgetäuscht waren. Um diese Argumentation zu überprüfen, führte van der Zee et al. (1980) Perfusionsuntersuchungen mit Mikrosphären vor und nach Druckanhebung durch. Er schloß eine Vergrößerung der filtrierenden Oberfläche als Ursache für seine Befunde aus.
3. Bei Untersuchungen der Auswirkungen des hämorrhagischen Schocks auf den Lymphfluß sah Demling bei gleichem mikrovaskulärem Druck eine Lymphflußzunahme. Da die Änderung des Proteingehaltes für Druckerhöhungen typisch war, vermutete er, daß der venöse Widerstand in den Lungenkapillaren gestiegen sei und er den mikrovaskulären Druck unterschätzte (Demling 1980a). Dieses Argument kann durch Vergleich des pulmonalen Kapillardrucks (Wedge-Technik) mit dem direkt gemessenen linken Vorhofdruck überprüft werden.

Wegen der dargestellten Einschränkungen bei der Interpretation forderte Staub et al. (1982), daß Veränderungen des Lymphflusses immer zuerst unter dem Gesichtspunkt der hydrostatischen Druckänderungen gesehen werden sollten, bevor Schlußfolgerungen über eine Permeabilitätsstörung gezogen werden.

Proteinfluß. Mit zunehmendem Lymphfluß nimmt der konvektive Proteintransport zu, daher existiert ein Zusammenhang zwischen der Lymphflußsteigerung und dem Proteintransport. Bei intakter Permeabilität kann nach Brigham u. Owen (1975a) dafür folgende Beziehung gelten: Proteinflußzunahme in % entspricht der Lymphflußsteigerung in % · 0,39 + 6,4%. Bei der Beurteilung der transkapillären Proteinbewegung muß zusätzlich der intravasale Proteingehalt mitberücksichtigt werden. Bei gleichbleibender oder absinkender intravasaler Konzentration kann eine überproportionale Steigerung des Proteinflusses auf einen Permeabilitätsschaden hinweisen.

Lymphe-Plasma-Verhältnis für Proteine. Die Zunahme des Lymphflusses durch eine Steigerung des mikrovaskulären Druckes (PMV) führt regelmäßig zu einem Auswaschen der Proteine im Interstitium und einem Abfall des Lymphe-Plasma-Verhältnisses (Abb. 4).

Parker bestätigte 1981 diese Zusammenhänge (Parker et al. 1981c). Von mehreren Autoren wurde bereits ein gleichbleibendes Lymphe-Plasma-Verhältnis bei ansteigendem Fluß als Permeabilitätsschaden bewertet (Bowers et al. 1977; Pang et al. 1982; Flick et al. 1981; Jones et al. 1982; Brigham et al. 1976a; Staub 1974).

Bei der Interpretation dieses Wertes sind folgende Punkte zu berücksichtigen:

1. Eine Vergrößerung der filtrierenden Oberfläche mit Zunahme des Lymphflusses kann die Filtrationsfläche für Protein ebenfalls vergrößern. Daher ist es möglich, daß der Lymphfluß steigt und das Lymphe-Plasma-Verhältnis gleich bleibt, ohne daß die Kapillardurchlässigkeit verändert ist.
   Ein gleichbleibendes Lymphe-Plasma-Verhältnis bei ansteigendem Fluß kann daher nur unter Vorbehalt als Permeabilitätsschaden bewertet werden.
2. Da das Lymphe-Plasma-Verhältnis durch die Plasmakonzentration beeinflußt wird, muß die Plasmakonzentration bei der Beurteilung des Zusammenhanges zwischen Lymphfluß und Lymphe-Plasma-Verhältnis ebenfalls berücksichtigt werden. Eine Lymphflußzu-

nahme mit gleichzeitiger Steigerung des Lymphe-Plasma-Verhältnisses kann nur dann als Permeabilitätsschaden gedeutet werden, wenn die intravasale Konzentration nicht überproportional gestiegen ist (Abb. 6).

Conductance für Proteine. Wegen der vorstehenden Einschränkungen wurde von uns versucht (Sturm et al. 1979c), die Proteinflüsse nicht nur zum hydrostatischen Druck, sondern auch zur intravasalen Proteinkonzentration in Beziehung zu setzen. Wir bezeichnen diesen Wert als Conductance (Clea/p_{mv}). Bei diesem Parameter ist jedoch eine Veränderung des kolloidosmotischen Druckgradienten nicht mit berücksichtigt. Eine Oberflächenänderung würde die Werte ebenfalls verändern.
Daher ist dieser Parameter in der Aussage limitiert.

Permeabilitätskonstanten (K_f, σ, PS). Brigham et al. (1982), Taylor et al. (1977), Parker et al. (1981a), Blake u. Staub (1976) versuchten mit aufwendigen mathematischen Methoden, die Größe dieser Konstanten zu kalkulieren und damit die Permeabilität zu beschreiben. Alle Berechnungen basierten auf den Ursprungsgleichungen von Kedem und Katchalski. Dies bedeutet, daß bei den Kalkulationen der Einfluß der Filtrationsfläche nicht ausgeschlossen werden kann. Bereits Erdmann et al. führte 1975 aus, daß daher der kalkulierte Wert für σ und K_f nur ein Schätzwert sein könne, da die filtrierende Oberfläche nicht genau bekannt sei.

Clearance für Proteine. Diese Größe stellt die Plasmamenge dar, die pro Zeiteinheit von Eiweiß befreit wird. Zur Berechnung wird die Plasma- und Lymphproteinkonzentration mit dem Lymphflußwert in Beziehung gesetzt. Vor allem bei höheren Lymphflußwerten verhält sich die Proteinclearance bei intakter Membran linear zur Lymphflußzunahme, da der diffusive Transport ein Maximum erreicht hat und lediglich der konvektive Transport weiter zunimmt (Abb. 11). Die Steigung dieser Funktion entspricht dem Lymphe-Plasma-Verhältnis. Wie oben dargestellt, ist das Lymphe-Plasma-Verhältnis bei hohen Lymphflüssen ein guter Parameter für σ und die Siebfähigkeit der Membran.

Die Beziehung Clearance zum Flow ist aussagekräftiger als die Beziehung des Lymphe-Plasma-Verhältnisses zum Flow, da Oberflächenänderungen die Clearance und den Lymphfluß in gleicher Weise beeinflussen und daher als Störgrößen weitgehend eliminiert werden. Von mehreren Autoren wurde die Steigung der Funktionsgeraden „Clearance in Abhängigkeit vom Flow" als Parameter für die Permeabilität herangezogen (Heflin u. Brigham 1981; Hakim et al. 1979; Bressack et al. 1979; Barie et al. 1981; Ohkuda 1981; Binder et al. 1979, 1980;

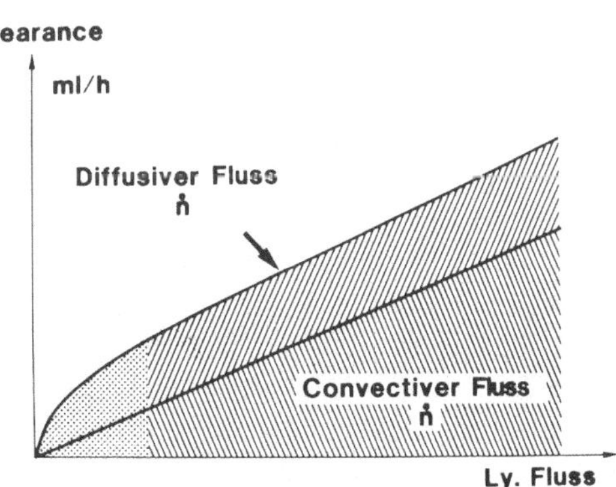

Abb. 11. Proteinclearance in Abhängigkeit vom Lymphfluß

van der Zee et al. 1980; Brigham et al. 1974, 1976; Brigham u. Owen 1975; Foy et al. 1979, und andere).

Bei einer Schädigung der Permeabilität nimmt der konvektive Transport in Abhängigkeit vom Fluß überproportional zu. Die Steigung der Funktion Clearance in Abhängigkeit vom Lymphfluß muß dann zunehmen.

Äquilibrierzeit. Eine Äquilibration von Protein zwischen Intravasalraum und Interstitium ist nach etwa 3 h eingetreten. Brigham zeigte (Brigham u. Owen 1975b), daß bei Permeabilitätsschäden diese Äquilibrierzeit auf 0,75 h herabgesetzt war. Eine Anhebung des mikrovaskulären Drucks mit folgender Lymphflußzunahme verkürzt die Äquilibrierzeit ebenfalls, jedoch lediglich auf 2,4 h. Gleiche Zahlen wurden von Vaughan et al. (1979) und Parker et al. (1981b) für Albumin vorgelegt. Dieser Parameter kann zur Permeabilitätsbeurteilung herangezogen werden.

Permeabilitätsschäden nach Schock

Hämorrhagischer Schock

In einer Reihe von Experimenten wurden unterschiedliche Tierspezies über wechselnde Zeitspannen (1–4 h) einem hämorrhagischen Schock unterworfen. Die Untersuchungstechniken zur Beurteilung der Schockfolgen auf die Lunge reichen von der Beschreibung einfacher pulmonaler Parameter bis zu aufwendigen elektronenoptischen Untersuchungen.

Nach Einführung der Lymphanalysen zur Beurteilung der Kapillarmembranen wurden zahlreiche Versuche mit einer Kanülierung des Ductus thoracicus des Hundes durchgeführt. Auch das Schafmodell nach Staub wurde bereits vereinzelt eingesetzt. Die erhobenen Befunde reichten dabei von schweren Schäden nach hämorrhagischem Schock bis zum völligen Fehlen einer direkten Permeabilitätsschädigung. Die meisten Untersuchungen wurden ohne Therapie durchgeführt.

Morphologische Befunde

Nach einem hämorrhagischen Schock fand Hillen et al. (1977) und Meyers et al. (1973) keinen morphologischen Schaden.

Im Gegensatz dazu beobachtete Gaisford et al. (1972) und Bryant et al. (1970) erhebliche Veränderungen der Lungenstrukturen. Barrios et al. führte 1977 die elektronenoptische Untersuchung der Endothelverbindungen (Gefrierbrechungsmethode) ein und fand erhebliche Schäden an den „leaky junctions“ der Lungenkapillarendothelien nach 3stündigem Schock mit einem mittleren arteriellen Druck von 40 mmHg. Ähnlich fand Michel u. Hogg (1979) und Michel et al. (1981) bei elektronenoptischen Untersuchungen Anzeichen eines beginnenden interstitiellen Ödems. Oestern hingegen fand mit gleicher Technik keine Schädigungen der „leaky junctions“ nach hämorrhagischem Schock (1980).

Moss et al., der 1978 im elektronenoptischen Bild ein interstitielles Ödem fand, führte dies allerdings nicht auf eine Schädigung der „leaky junctions“ zurück, sondern auf die durchgeführte Albumintherapie.

Lymphuntersuchungen beim Hund

Auch aus den vorliegenden Studien mit Lymphanalysen ergibt sich ein unterschiedliches Bild. Anderson u. DeVries (1976) und Horovitz u. Carrico (1972) konnten aus den Protein- und Flüssigkeitsbewegungen keinen Hinweis auf einen Permeabilitätsschaden ableiten. Todd et al. (1975, 1978) waren der Ansicht, einen Permeabilitätsschaden gefunden zu haben und diskutierten als Erklärung eine Zunahme der Porenzahl. Michel u. Hogg (1979) interpretierten den Befund eines ansteigenden Lymphe-Plasma-Verhältnisses bei gleichzeitiger Zunahme des Lymphflusses als Ausdruck einer Permeabilitätsschädigung. Northrup u. Humphrey (1978) fanden bei einer oft zitierten Untersuchungsserie am Hund wechselnde Befunde, so daß sie die Tiere in sog. „schocksensitive" und „nicht schocksensitive" unterteilten. Bei den schocksensitiven Tieren bestätigten sie eine sichere Permeabilitätsschädigung. Bei der Überprüfung der Äquilibrierzeit nach hämorrhagischem Schock fanden Abel u. Wolf (1973) eine deutlich schnellere Äquilibrierung und interpretierten dies ebenfalls als Permeabilitätsschaden.

Untersuchungen des Lungenwassers

Holcroft u. Trunkey (1974, 1975) sahen bei Pavianen einen geringgradigen Anstieg des extravaskulären Lungenwassers nach hämorrhagischem Schock und interpretierten dies zusammen mit einer Zunahme des Albumingehaltes im Lungeninterstitium als Ausdruck einer Permeabilitätsschädigung. Dieser Befund wurde von Tranbaugh (1982), der eine Therapie mit Ringer-Laktat nach hämorrhagischem Schock anschloß, nicht bestätigt.

Schafmodell nach Staub

Die mit dem Schafmodell nach Staub von Demling et al. (1975, 1979a) und Demling (1980a) angestellten Untersuchungen erbrachten sämtlich das Ergebnis, daß kein Permeabilitätsschaden nach hämorrhagischem Schock entsteht. Auch unter einer entsprechenden Therapie konnte er keine Hinweise für einen Schaden finden. Der gestiegene Lymphfluß wurde von ihm als Folge der Erhöhung des venösen Widerstandes im Pulmonalkreislauf gedeutet. Malik et al. (1979) ließen Schafe sehr lange im tiefen Schock und fanden ebenfalls keinen Permeabilitätsschaden.

Da eine Reihe von Autoren beim Hund Permeabilitätsschäden nach hämorrhagischem Schock gefunden hatten, bei anderen Spezies solche Befunde jedoch in der Regel nicht bestätigt wurden, kamen Bredenberg u. Webb (1979) und Demling (1980a) zu der Aussage, daß ein Permeabilitätsschaden nach hämorrhagischem Schock eine „Hundeerkrankung" sei. Niehaus et al. (1980) erklärten eine solche spezifische Reaktion des Hundes mit einer geringen Fähigkeit zur retikuloendothelialen Clearance und zur Opsonierung.

Rutherford et al. (1979) vertraten die Meinung, daß die unterschiedlichen Ergebnisse bei der Suche nach evtl. Permeabilitätsschäden von der Beobachtungszeit nach dem Ereignis abhängen. Sie fanden bei Affen, die sie 2 h einem mittleren arteriellen Druck von 40 mmHg ausgesetzt hatten, nach 18–24 h bei 38% der Tiere respiratorische Störungen. Immerhin verstarben 24% an einem ARDS. In der Diskussion führten sie jedoch das Argument an, daß für dieses Lungenödem eine Überinfusion in der Schockbehandlung ursächlich sein könnte. Auf einen evtl. Zusammenhang des interstitiellen Ödems mit der Infusionstherapie nach hämorrhagischem Schock wiesen auch Anderson u. DeVries (1976), Moss et al. (1978), Demling (1980a), Holcroft u. Trunkey (1975) und andere hin.

Traumatisch-hämorrhagischer Schock

Im Gegensatz zu den vorgestellten unterschiedlichen Ergebnissen nach hämorrhagischem Schock ist die Beurteilung der Folgen eines traumatisch-hämorrhagischen Schocks etwas einheitlicher. Kamada u. Smith (1972) schlossen aus ihren Untersuchungsergebnissen, daß ein Permeabilitätsschaden beim Hund erst dann auftritt, wenn zusätzlich ein Gewebetrauma vorliege. Oestern versuchte 1980 die klinische Situation im Tiermodell nachzuahmen, indem er die Entblutung mit Weichteiltrauma und Osteotomie kombinierte. Bei elektronenoptischen Untersuchungen fand er im Gegensatz zur fehlenden Schädigung nach rein hämorrhagischem Schock bereits nach 1 h Schockzeit deutliche Unterbrechungen der „leaky junctions" des Endothels.

Metzker et al. (1979) schlossen nach einem ähnlichen Schockmodell beim Hund aus einem vermehrten Austritt von Albumin auf einen Permeabilitätsschaden.

Am Hundemodell, wie von Oestern angegeben, bestimmten wir das EVLW und sahen nach einem initialen Abfall einen Wiederanstieg des Flüssigkeitsgehaltes der Lunge bei gleichbleibend niedrigen Drücken als Hinweis auf einen Permeabilitätsschaden an (Sturm et al. 1980). Die Auswirkungen einer traumatisch-hämorrhagischen Schockform auf die Lunge sind mit dem Schafmodell nach Staub bisher noch nicht untersucht.

Von mehreren Autoren wurden die Infusionslösungen, mit denen nach experimentellem Schock therapiert wurde, als Ursache für pulmonale Schäden angesehen. Häufig wurde auch der Begriff des „overloading" mit Flüssigkeiten in die Diskussion zur Pathogenese eingebracht. Wegen der weitreichenden Bedeutung dieser Fragen für die klinische Therapie wurden in mehreren experimentellen und klinisch-experimentellen Studien die Auswirkungen unterschiedlicher Therapiekonzepte bei der Volumentherapie untersucht.

Volumentherapie nach Schock

Da während des Vietnam-Krieges die Volumentherapie der Verwundeten mit Elektrolytlösungen durchgeführt wurde und das ARDS bei diesen Patienten mit einer Inzidenz von 85% auftrat, äußerten mehrere Autoren die Vermutung, daß die Zufuhr großer Mengen kristalloider Lösungen für die Entstehung des ARDS verantwortlich sei (Bartlett 1971; Sladen et al. 1968; Baue 1972; Walker u. Eiseman 1975; Lipmann u. Wing 1981). Bereits Burford u. Burbank hatten 1945 die von ihnen beobachtete „wet lung" als Folge einer Flüssigkeitsüberladung angesehen.

Klinische Studien

Der negative Einfluß der Elektrolytlösungen soll nach Skillman (1976) und Skillman et al. (1970, 1975) auf einer Absenkung des kolloidodmotischen Drucks im Plasma beruhen. Dadurch werde ein vermehrter Flüssigkeitsausstrom aus dem Gefäßsystem provoziert und ein Lungenödem verursacht. Skillman propagierte daher die Verwendung von kolloidalen Lösungen zur Volumentherapie und empfahl zusätzlich den Einsatz von Diuretika, um der kolloidalen Substanz wieder Wasser zu entziehen. Mehrere Autoren schlossen sich dieser Meinung an und forderten die Einhaltung eines Mindestwertes für den kolloidosmotischen Druck und empfahlen folgerichtig die Gabe von Proteinlösungen zur Volumentherapie (Lundsgaard-Hansen u. Pappova 1974; Morisette et al. 1975; Rackow et al. 1977; Stein et al. 1974, 1975; Tonnesen et al. 1977). Studien über eine enge Korrelation des kolloidosmotischen Drucks mit der Prognose nach schweren Erkrankungen von Hollemann et al. (1978), Rackow et al. (1977) und Stein et al. (1974, 1975) unterstützten diese Ansicht. Richardson et al. beschrieben 1974 eine deutliche Verschlechterung der Oxygenierung nach Ringer-Laktat-Gabe v. a. bei gleichzeitig vorliegender pulmonaler Kontusion. Dagegen legten die Gruppen um Lucas, Virgilio und Shires ausführliche Untersuchungen mit der Beschreibung ungünstiger Einflüsse auf die Lunge durch Albumintherapie vor (Virgilio et al. 1976, 1979a, b; Lucas et al. 1978, 1980). Eigene klinische Untersuchungen mit Hilfe von Lungenwassermessungen erbrachten keinen Zusammenhang niedriger kolloidosmotischer Druckwerte unter Elektrolyttherapie mit der Entstehung eines Lungenödems (Sturm et al. 1982).

Experimentelle Befunde

Unter vielen anderen wiesen Shires (1965), Shires et al. (1964) und Pirkle u. Gann (1976) darauf hin, daß kristalloide Lösungen zur Therapie des traumatischen Schocks eingesetzt werden sollten. Sei seien den kolloidalen Lösungen überlegen, da gleichzeitig eine „Wiederauffüllung" des Interstitiums erfolge. Diesen Befunden wurde entgegengesetzt, daß die Bestimmungsmethoden zur Erfassung der interstitiellen Flüssigkeit methodisch zweifelhaft seien (Shoemaker u. Hauser 1979; Skillman et al. 1970, 1975; Skillman 1976). Später stellten die Gruppen von Virgilio et al. (1976, 1979a, b), Moss et al. (1978), Holcroft u. Trunkey (1974, 1975) und Holcroft et al. (1978) Experimente zur optimalen Volumentherapie nach Schock an. Moss et al. (1978) fanden bei Pavianen ein interstitielles Ödem nach Proteinzufuhr (elektronenoptische Untersuchung). Holcroft u. Trunkey (1974, 1975) und Holcroft et al. (1978) wiesen bei Pavianen nach Eiweißtherapie post mortem ein deutliches Ödem nach und fanden vermehrt Albumin im Interstitium. Bei der Bestimmung des extravaskulären Lungenwassers sahen sie einen höheren Flüssigkeitsgehalt der Lunge. Der von ihnen beschriebene erhöhte Albuminaustritt ließ jedoch Getzen et al. (1978) fordern, daß Albumin gerade deshalb verabreicht werden sollte, weil es bei einem Permeabilitätsschaden verloren gehe.

Eine zusammenfassende kritische Darstellung der wichtigen Studien wurde von Virgilio et al. (1979b) vorgelegt.

Granger et al. (1978) versuchten, mit Modellrechnungen die Verwendung von Albumin in ihrem klinischen Stellenwert abzuklären. Ausgehend von der Starling-Gleichung postulierten sie, daß eine sinnvolle Anwendung von Albumin zur Minderung der interstitiellen Flüssigkeit führe. In ihrer Modellrechnung setzten sie jedoch voraus, daß das Plasmavolumen immer konstant bleibe und die Kapillarmembran für größere Moleküle dicht seien. Diese Voraussetzungen sind nicht gegeben. Außerdem nahmen sie eine hohe Compliance für das Lungeninterstitium an. Nach Befunden von Parker et al. (1981a) ist die Compliance besonders für den interstitiellen Bereich, der am Gasaustausch teilnimmt, sehr niedrig.

Granger et al. (1978) stellten bei einer Zusammenfassung der vorliegenden Untersuchungen fest, daß sämtliche klinische und die meisten experimentellen Studien darunter litten, daß es nicht exakt genug möglich war, den Flüssigkeitsgehalt der Lunge und den Einfluß der Volumentherapie darauf zu bestimmen. Weitreichende Folgerungen, z. B. der Gruppe um Weil – nur auf Röntgenbild und allgemeinen Größen des Gasaustausches basierend – sind nur mit großen Einschränkungen verwertbar. Die alveoläre arterielle Sauerstoffdifferenz oder auch die pulmonale Shuntfraktion sind keine unabhängigen Größen und daher in ihrer Aussagekraft stark eingeschränkt (Virgilio et al. 1976, 1979a, b; Skillman et al. 1970, 1975; Lucas 1978).

Untersuchungen mit der Bestimmung des Lungenwassers

Mit der EVLW-Meßmethode nach Lewis und Elings untersuchten Tranbaugh et al. (1980) und Sturm et al. (1979c) die Auswirkungen einer Volumentherapie mit Elektrolytlösungen. Beide Autoren fanden keinen Zusammenhang eines niedrigen kolloidosmotischen Drucks mit dem Ausmaß des Lungenödems. Die geringe Aussagekraft allgemeiner Lungenfunktionsparameter konnte mit Hilfe dieser Meßmethode klar gezeigt werden (Sturm, im Druck). Baudendiestel et al. (1982) untersuchten mit der gleichen Methode experimentell und klinisch den Einfluß von Proteingaben auf das Lungenwasser und fanden weder positive noch negative Effekte.

Studien mit dem Schafmodell nach Staub

Demling (1979) verabreichte einer Gruppe von Schafen eine größere Menge kristalloider Lösungen, die Tiere waren nephrektomiert. Er fand keine Vermehrung des Lungenwassers nach dem Abfall des kolloidosmotischen Drucks, beschrieb allerdings eine deutliche Asziteszunahme und Anstieg des Körpergewichts. Weitere Untersuchungen von Demling et al. (1979a) und Demling (1980a) mit kristalloiden Lösungen zur Therapie nach hämorrhagischem Schock erbrachten keine Erhöhung des Lungenwassergehalts. Allerdings fiel erstmals eine deutliche Zunahme des Lymphflusses nach Absenken des kolloidosmotischen Drucks auf. Diesen Effekt untersuchten Kramer et al. (1981) und Harms et al. (1981a) ausführlich, sie senkten die Plasmakonzentration über eine Plasmapherese. Kramer spekulierte, daß ein niedriger intravasaler Proteingehalt die Permeabilität der Kapillarmembranen für Wasser heraufsetze.

1979 fanden wir beim Schaf nach Pseudominasinjektion und einer Therapie mit kristalloiden oder kolloidalen Lösungen einen signifikant höheren Lungenwassergehalt nach kolloidalen Lösungen (Sturm et al. 1979c). Der Eiweißgehalt des Lungengewebes war ebenfalls signifikant erhöht. Diese Befunde stimmten mit Ergebnissen von Holcroft überein.

Untersuchungen zur optimalen Volumentherapie eines traumatisch-hämorrhagischen Schocks am Schafmodell nach Staub liegen nicht vor.

Material und Methodik

Die Untersuchungen wurden an weiblichen Merinofleischschafen im Alter bis zu 1 Jahr mit einem mittleren Körpergewicht von 37,8 ± 4,7 kg durchgeführt. Zur Begrenzung der biologischen Variationen stammten die Tiere aus einer Herde und waren häufig Geschwister oder Zwillinge. Die Schafe hatten bis unmittelbar vor Versuchsbeginn Zugang zu Wasser und Futter. Um Streßeinflüsse, v. a. auf das Blutbild, zu vermeiden, (Turner u. Hodgetts 1959, 1960) wurde noch im Stall eine Prämedikation mit Xylazin (Rompun) (1 mg/kg KG) durchgeführt.

Narkose

Nach Punktion der rechten V. jugularis wurde eine Narkose mit 3,5 mg/kg KG Pentobarbital-Na (Narkoren) eingeleitet und durch Nachinjektion von 0,5 mg/kg KG bei Bedarf über den Verlauf aufrecht erhalten.

Beatmung

Nach Intubation wurden die Tiere unter Verwendung eines volumenkonstanten Beatmungsgerätes (Monaghan M 250) beatmet. Regelmäßig wurde ein Atemzugvolumen von 18 ml/kg KG verwendet, das Atemminutenvolumen wurde nach dem arteriellen pCO_2-Wert (Richtgröße 30–40 mmHg) gesteuert. Der Sauerstoffanteil der Einatemluft (F_IO_2) wurde so gewählt, daß ein Mindestwert für den $p_{art}O_2$ von 60 mmHg erreicht wurde. Zur Atelektaseprophylaxe wurde alle 6 min eine Seufzeratmung mit einem Zugvolumen von 25 ml/kg KG durchgeführt.

Die Tiere lagen in Rückenlage auf geheizter Unterlage und waren durch Abdeckung gegen Wärmeverlust geschützt. Während der Operation und Durchführung des Gewebetraumas wurde mit 0,08 mg/kg KG Pancuroniumbromid (Pancuronium) relaxiert.

Katheter

Die Katheter sind in Abb. 12 dargestellt.

1. Entnahme von Blutproben: linke V. jugularis externa (Katheter: Durchmesser 1,8 · 2,4 mm; 50 cm lang; Firma Braun-Melsungen).
2. Entblutung (hämorrhagischer Schock): linke A. carotis communis (Katheter: Durchmesser 1,8 · 2,4 mm; 50 cm lang; Firma Braun-Melsungen), eingelegt nach proximal.

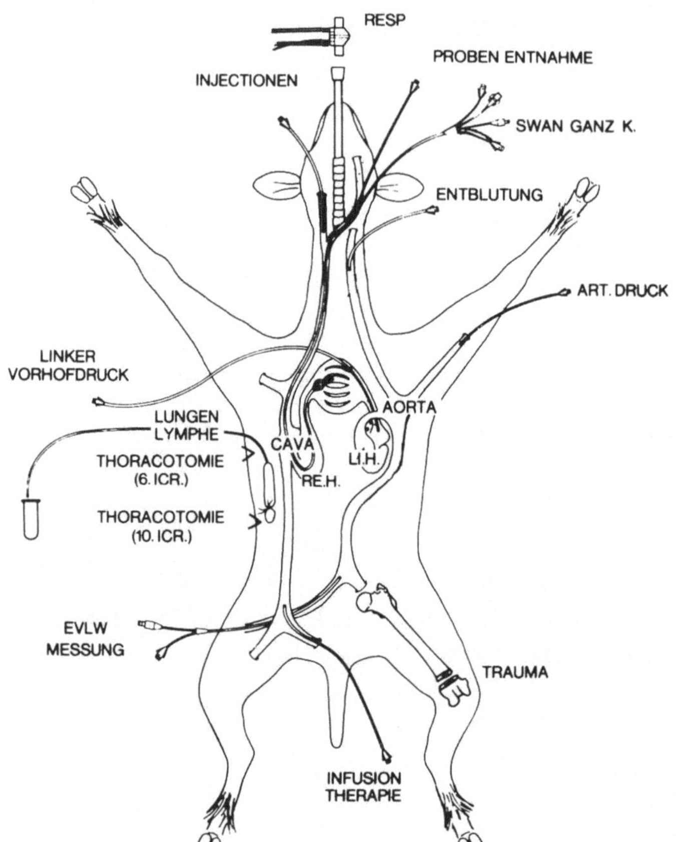

Abb. 12. Lage der Katheter bei den Untersuchungen

3. Überwachung des Pulmonalkreislaufs und Entnahme von gemischtvenösem Blut: linke V. jugularis (Katheter: Swan-Ganz-Flow-directed-thermodilution-Katheter; Modell 93 A-131-7; 110 cm lang; Firma Edwards Laboratories). Der Katheter wurde unter Druckkontrolle eingeschwemmt.
4. Kontinuierliche Überwachung des arteriellen Drucks: linke A. brachialis (Katheter: Durchmesser 1,0 · 1,5 mm; 50 cm lang; Firma Braun-Melsungen).
5. Katheter zur Bestimmung des extravaskulären Lungenwassers und des Herzzeitvolumens: rechte A. femoralis (Katheter: Lung-Water-Katheter; Modell 96-020-5 F; 20 cm lang; Firma Edwards Laboratories). Bestimmung des Herzzeitvolumens über Thermistor an der Spitze des Katheters.
6. Katheter zur Infusion und Injektion:
   - Rechte V. jugularis (Katheter: Cavafix MT: Durchmesser 1,2 · 1,7 mm; 50 cm lang, Firma Braun-Melsungen). Katheterlage: zentralvenös in Höhe des rechten Herzvorhofs. Injektion der Cardiogreenlösung zur Messung des extravaskulären Lungenwassers und zur Bestimmung des Herzzeitvolumens.
   - Rechte V. femoralis (Katheter: Durchmesser 1,8 · 2,4 mm; 50 cm lang; Firma Braun-Melsungen). Infusion in der Therapiephase.

7. Temperaturmessung: Temperaturfühler (Firma Yellow Springs; Seriennummer 400). Die Temperatur wurde in der Vagina gemessen.
8. Urinkatheter: Katheter der Firma Rüsch (10 oder 12 Ch).
9. Katheter zur kontinuierlichen Bestimmung des linken Herzvorhofdrucks (p_{LA}): V. pulmonalis eines Lungensegmentes der linken Lunge (Katheter: Durchmesser 1,0 · 1,5 mm; 50 cm lang; Firma Braun-Melsungen). Der Katheter wurde während der Thorakotomie unter Druckkontrolle bis zum linken Herzvorhof vorgeschoben.

Präparation zur Gewinnung der Lungenlymphe

Etwa 50–75% der gesamten Lungenlymphe werden beim Schaf in einem 8–10 cm langen kaudalen, mediastinalen Lymphknoten durch afferente Lymphgänge, die im dorsalen Lungenband verlaufen, zusammengeführt. In der Regel wird der Lymphknoten durch einen etwa 0,4 mm dicken singulären, efferenten Lymphgang drainiert. Dieser tritt an der kranialen Spitze des Lymphknotens aus, verläuft etwa 4 cm im Mediastinum und tritt dann in den Ductus thoracicus ein (Lascelles u. Morris 1961) (Abb. 13).

Durch eine regelrechte Thorakotomie in Seitenlage im 10. Interkostalraum wurde der Lymphknoten aufgesucht. Nach Freipräparation wurde dieser 1 cm unterhalb des dorsalen, pulmonalen Ligamentes umfahren und zur Ausschaltung abdomineller Lymphe unterbunden und durchtrennt.

Nach Einlegen einer Thoraxdrainage (28 Ch) wurde die Thorakotomie mehrschichtig verschlossen.

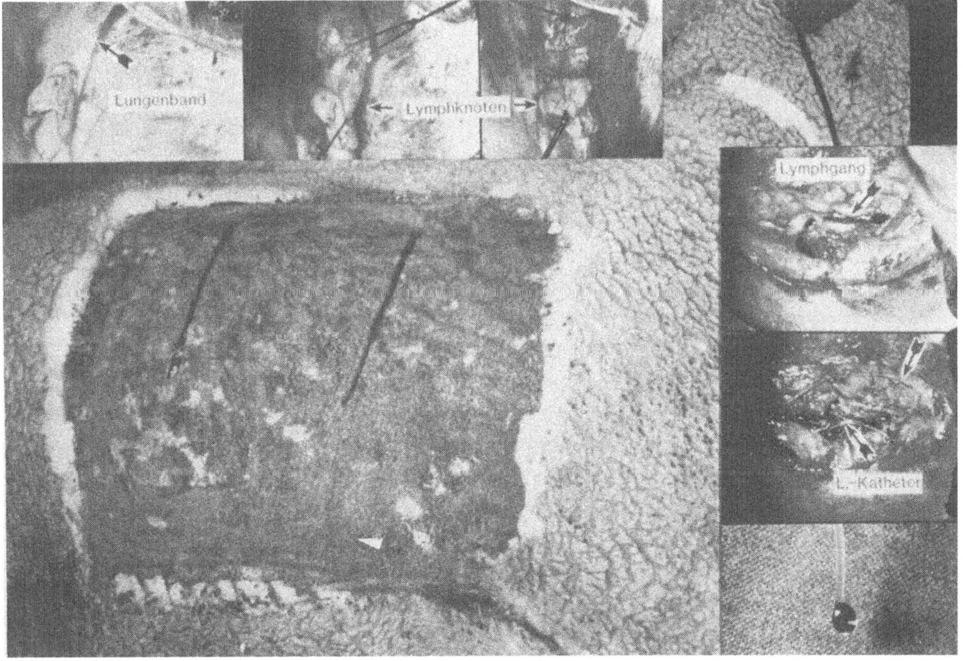

Abb. 13. Kaudaler mediastinaler Lymphknoten mit Katheter zur Gewinnung von Lungenlymphe bei Schaf

Im 6. Interkostalraum wurde eine weitere Thorakotomie durchgeführt, um den efferenten Lymphgang zu präparieren und zu kanülieren. Nach Spaltung der parietalen Pleura wurde der Gang im Verlauf aufgesucht, angeschlungen und zum Ductus thoracicus hin unterbunden. Dadurch wurde ein Aufstau der klaren Lymphe provoziert und der Lymphgang besser erkennbar. Unter Verwendung mikrochirurgischer Techniken wurde der Lymphgang inzidiert und ein Katheter mit dem Durchmesser 0,25 · 0,47 mm (Medical-Grade-Tubing, Silastic, Dow Corning Medical Products, Midland, Michigan USA) so weit wie möglich in den Lymphgang vorgeschoben. Der Katheter wurde im Lymphgang mit 6-0-Fäden fixiert, die Inzision des Lymphganges mit eingelegtem Katheter wurde zusätzlich durch Anbringen von Gewebekleber (Histoacrylblau, Firma Braun-Melsungen) gesichert. Die regelrechte Kanülierung wurde durch Kontrolle des Lymphflusses überprüft. Die Lymphe mußte frei und durch die Atmung moduliert tropfen. Die Pleura parietalis wurde sodann untertunnelt und der eingelegte Katheter in einer Schleife angeklebt, um ein Verrutschen zu vermeiden. Der Katheter wurde im dorsalen Bereich der Thorakotomie ausgeleitet. Die inzidierte Pleura parietalis wurde verschlossen. Wenn in seltenen Fällen 1 oder 2 zusätzliche efferente Lymphgänge aufzufinden waren, wurden diese unterbunden. Bei mehr als 2 efferenten Lymphgängen, die es als anatomische Variationen geben kann, wurde das Tier nicht zur Untersuchung verwendet.

Diese Thorakotomie wurde ebenfalls mehrschichtig verschlossen. Die Pleurahöhle wurde evakuiert und die Thoraxdrainage durch ein Wasserschloß gesichert.

Bestimmung des extravaskulären Lungenwassers

Das extravaskuläre Lungenwasser wurde mit der Thermo-Green-Dye-Doppelindikatordilutionsmethode bestimmt (Lewis u. Elings 1978; Lewis et al. 1982). Das Meßprinzip ist in Abb. 14 dargestellt.

10 ml einer eiskalten 5%igen Glukoselösung wurden mit Cardiogreen in einer Konzentration von 2,8 mg/ml im Bolus zentralvenös injiziert. Das sofort an Eiweiß gebundene Cardiogreen durchläuft nach Injektion simultan mit dem Kältebolus den pulmonalen Kreislauf. Die Eiweißbindung des Cardiogreens gewährleistet eine Dilution dieser Substanz während der Meßzeit nur im intravasalen Raum, der Kältebolus verteilt sich aufgrund seiner hohen Diffusionsgeschwindigkeit sowohl intravasal als auch im Interstitium sehr rasch. Durch den größeren Verteilungsraum erleidet der Thermobolus eine Laufverzögerung gegenüber dem Cardiogreenbolus. Die Thermosignale wurden mit dem Thermistor am Lungenwasserkatheter, das Cardiogreensignal extrakorporal mit Hilfe eines Densitometers (Firma Waters Instruments, Typ D 402 A) aufgezeichnet. Zu dieser Messung wurde arterielles Blut mit einer Geschwindigkeit von 30 ml/min durch eine Meßküvette gesaugt und anschließend zurückgegeben.

Das Signal des Thermistors und des Densitometers wurde bei der Messung simultan in einem Mikrocomputer aufgenommen und verarbeitet. Die Ansprechzeiten der Meßsysteme sind im Programm entsprechend berücksichtigt. Der Mikrocomputer analysiert die Flächen der Kurven und bestimmt die mittleren Durchlaufzeiten („mean transit time", MTT). Aus der Differenz des Gesamtvolumens, das mit der Dilution des Thermobolus erfaßt wird, und des intravasalen Volumens, das durch die Dilution des Cardiogreensignals bestimmt wird, ergibt sich das extravaskuläre Volumen (V_{ev}) in ml.

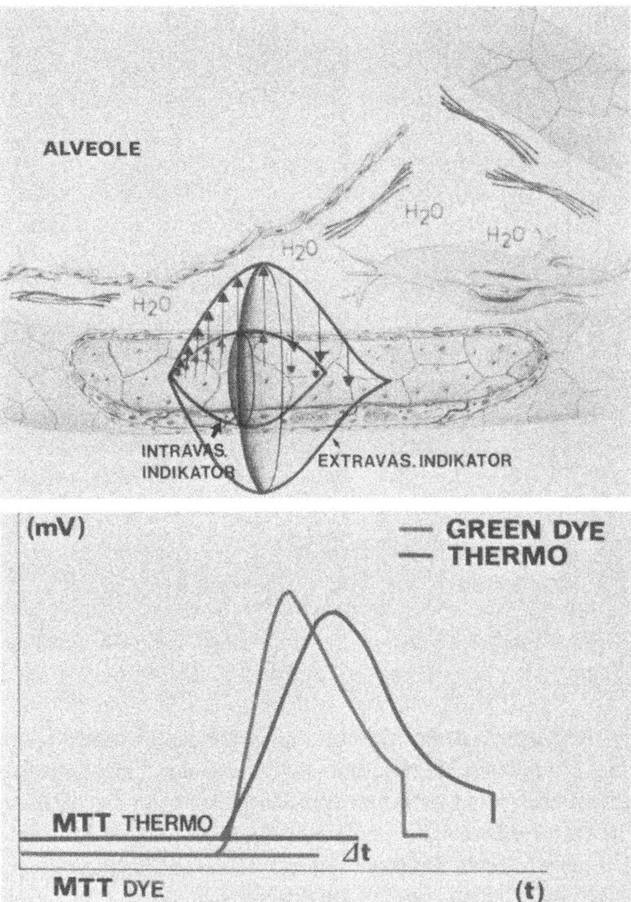

Abb. 14. Meßprinzip der Thermo-Green-Dye-Doppelindikatordilutionsmethode zur Bestimmung des extravaskulären Lungenwassers (EVLW)

Die Formel zur Berechnung lautet:

$$V_{ev}\ (ml) = HZV\ (Thermo) \cdot (MTT_{Thermo} - MTT_{Dye}).$$

Ein Überblick über die methodischen Details wird bei Lewis et al. (1982) gegeben. In der Zusammenfassung werden von ihnen auch die Untersuchungen zur Validität und Reproduzierbarkeit der Methode dargestellt.

Versuchsprotokoll

Das Versuchsprotokoll ist in Abb. 15 dargestellt. Der Buchstabe B kennzeichnet die Basismessung, S die Schockphase und T die Therapiephase.

Nach mindestens 2stündiger Basiszeit mit einem konstanten Lymphfluß (Schwankungen um höchstens 10%) wurde mit der Entblutung und dem Trauma begonnen. Es wurde in ähnlicher Weise, wie von Oestern (1980) angegeben, vorgegangen.

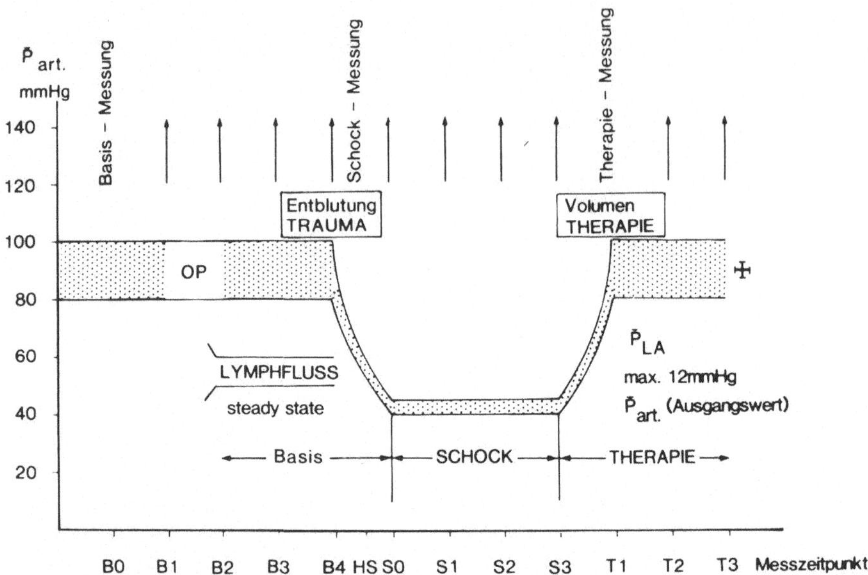

Abb. 15. Versuchsprotokoll mit Blutdruckverlauf und Meßzeitpunkten

Beginnend mit der Entblutung wurde das Trauma am linken Hinterlauf gesetzt. Über eine etwa 10 cm lange Hautinzision an der lateralen Tibiavorderkante wurde der Tibiaschaft dargestellt und knapp unterhalb des Kniegelenks mit der oszillierenden Säge ein 1 cm breites Knochensegment entfernt. Anschließend wurde die Unterschenkelmuskulatur mit einer speziell konstruierten Zange auf einer Fläche von 25 cm^2 und einer Mindestdicke von 3 cm mit 380 N an 2 Stellen über je 5 min gequetscht.

Die Entblutung wurde in einen Beutel, der mit ACD präpariert war, vorgenommen. Innerhalb der ersten 15 min wurde ein arterieller Mitteldruck von 80 mmHg (B 415), innerhalb der nächsten 15 min von 60 mmHg angestrebt (HS 00). Nach weiteren 30 min war ein Mitteldruck bei 40 mmHg erreicht (S 0), die eigentliche Schockzeit begann. Dieser Wert wurde sodann über 3 h durch weitere Entblutung oder Retransfusion gehalten.

Anschließend wurde eine Volumentherapie alternativ mit Ringer-Laktat oder 4%iger Humanalbuminlösung begonnen. Regelmäßig wurde die Hälfte des entnommenen Blutes innerhalb der 1. Therapiestunde zurückgegeben.

Das Behandlungsziel bestand in der Wiedererlangung des arteriellen Mitteldrucks der Basiszeit. Die therapeutischen Maßnahmen wurden bei einem Grenzwert des linken Vorhofdrucks (Mittelwert) von 12 mmHg unterbrochen.

Die Reihe der Meßzeitpunkte ist in Abb. 15 zu sehen.

Bei mehreren Schafen wurde stichprobenartig eine evtl. allergische Reaktion auf das zugeführte Humanalbumin überprüft. Es fanden sich keinerlei Hinweise auf das Auftreten einer allergischen Reaktion (Ouchterlony-Test).

Untersuchungen

Hämodynamik

Die Meßkatheter zur Druckmessung waren an Druckverstärker (Statham P 23 ID) angeschlossen. Die Druckwandler wurden vor jeder Messung neu geeicht. Als Nullpunkt war die Höhe des rechten Herzvorhofes festgelegt, die exakte Lage dieses Nullpunktes wurde während der Operation bestimmt. Die Drücke wurden kontinuierlich mit einem Mehrkanalschreiber der Firma Hellige (Hellige EK 21) und mit intermittierender Schnellschreibung aufgezeichnet.

Meßwerte

Sämtliche Druckwerte wurden in mmHg gemessen: systolischer arterieller Druck (p_{syst}), diastolischer arterieller Druck (p_{diast}), mittlerer arterieller Druck ($p_{art(m)}$), systolischer Pulmonalarteriendruck ($p_{AP(s)}$), diastolischer Pulmonalarteriendruck ($p_{AP(d)}$), mittlerer Pulmonalarteriendruck ($p_{AP(m)}$), linker Herzvorhofdruck (p_{LA}) (dieser Wert wurde endexspiratorisch ($p_{LA(E)}$) und als Mittelwert über den Atemzyklus ($p_{LA(m)}$) gemessen), ferner zentralvenöser Druck (CVP), Herzfrequenz (HF), Herzzeitvolumen (HZV).

Errechnung der Kreislaufgrößen

Mikrovaskulärer Druck

Dieser Wert wurde nach der von Gaar (1967) an der isolierten Lunge empirisch abgeleiteten und von Staub (1975) wieder aufgegriffenen Formel:

$$p_{mv} = p_{LA} + 0{,}4\,(p_{AP} - p_{LA})$$

errechnet. Bhattacharya u. Staub (1980) bestimmten den Wert direkt an der Lunge und bestätigten die Formel. Der Wert beschreibt den hydrostatischen Druck in den Lungenkapillaren.

Herzindex

Der Herzindex (HI) ($ml \cdot min^{-1} \cdot m^{-2}$) ergibt sich aus dem Herzzeitvolumen dividiert durch die Körperoberfläche des Tieres. Die Körperoberfläche (KO) (m^2) des Schafes wurde nach der empirischen Oberflächenangabe nach Meeh:

$$KO = 0{,}0915 \cdot \sqrt[3]{kg^2}$$

errechnet.

Schlagindex

Der Schlagindex (SI) (ml · m^{-2}) wurde in gleicher Weise aus dem Schlagvolumen bestimmt.

Das Herzzeitvolumen (HZV) und das Schlagvolumen (SV) wurden zusätzlich auf das Körpergewicht der Tiere bezogen (HZV/kg KG und SV/kg KG).

Der linksventrikuläre Arbeitsindex (LVWI) (g · min · m^{-1}) wurde folgendermaßen berechnet:

$$LVWI = \frac{1005\,(p_{art(m)} - p_{LA}) \cdot 13{,}6 \cdot HI}{1000}.$$

Linksventrikulärer Schlagarbeitsindex (LVSWI) (g · m^{-1}): Der LVSWI ergibt sich aus der Division des LVWI durch die Herzfrequenz.

Der rechtsventrikuläre Arbeitsindex (RVWI) und Schlagarbeitsindex (RVSWI) wurde in gleicher Weise berechnet.

Pulmonalvaskulärer Widerstand (R_{Pulm}) (dyn · s · cm^{-5}): Die Formel lautet:

$$R_{Pulm} = \frac{(p_{AP(m)} - p_{LA}) \cdot 1{,}332 \cdot 60}{HZV}.$$

Systemisch-vaskulärer Widerstand (R_{syst}) (dyn · s · cm^{-5}): Die Formel zur Kalkulation lautet:

$$R_{syst} = \frac{(p_{art(m)} - CVP) \cdot 1{,}332 \cdot 60}{HZV}.$$

Lungenfunktion

Zur Erfassung der Lungenmechanik wurde der Monitor Typ VRP der Firma Research Development Co (RDC) (Vertrieb in Deutschland: Fa. Criticon) verwendet. Zur Datenaufnahme wurden disposable Pneumotachographen des Typs H 7400 der gleichen Firma eingesetzt. Die Druck- und Volumenkurven der Beatmung wurden direkt am Tubus abgegriffen.

Meßwerte

Maximaler Inspirationsdruck (p_{mxi}), mittlerer Atemwegsdruck ($p_{maw(m)}$), endexspiratorischer Druck (EEP), dynamische Compliance (CMP), Atemwegswiderstand (R_{aw}).

Die Blutgase wurden aus arteriellem (A. femoralis) und gemischtvenösem Blut (A. pulmonalis) mit einem Gasanalysegerät der Firma Radiometer, Deutschland (Typ ABL 2), temperaturkorrigiert bestimmt. Aus Blutgasen, Herzzeitvolumen und dem Hämoglobingehalt wurden folgende Größen berechnet:

O_2-Verbrauch $(ml \cdot m^{-2} \cdot min^{-1}) = D_{av}O_2 \cdot HI \cdot 10$;

$$O_2\text{-Transport } (ml \cdot min^{-1}) = \frac{HZV \cdot Hb \cdot 1{,}34 \cdot SAP \cdot 10}{100};$$

$D_{av}O_2$ $(ml\ O_2/100\ ml) = 1{,}34 \cdot Hb \cdot (SAP_{art} - SAP_{PA})$;

$D_{Aa}O_2$ $(mmHg) = p_{alv}O_2 - p_{art}O_2$.

Die Sauerstoffsättigung (SAP) wurde mit der Hill-Gleichung korrigiert, der pH mit einem Bohr-Faktor von –0,48 und einem p_{50} von 34 mmHg berechnet.

Die pulmonale Shuntfraktion ($\dot{Q}_S/\dot{Q}_T$) wurde nach folgender Formel kalkuliert:

$$\dot{Q}_S/\dot{Q}_T = \frac{CaO - C\acute{c}O}{C\acute{v}O - C\acute{c}O}. \quad \text{Angaben in \%.}$$

CaO O_2-Gehalt des arteriellen Blutes
CćO pulmonalkapillärer O_2-Gehalt
CvO gemischtvenöser O_2-Gehalt

Die Shuntbestimmungen wurden bei aktuellem F_IO_2 durchgeführt. Die alveoläre Sauerstoffkonzentration wurde berechnet (Suter et al. 1975).

Hämatologische Parameter

Die Bestimmungen wurden im Zentralinstitut für Versuchstierzucht (Hannover) mit einem Gerät, das für Tierblutmessungen technisch modifiziert war, durchgeführt. Der vollautomatische Blutzellanalysator (Coulter° Counter Model Ssr) führte die Messungen nach dem Prinzip der volumenproportionalen Leitfähigkeitsänderung durch. Für die Blutentnahmen wurden Monovetten der Firma Sarstedt, Rommelsdorf, mit 20 µl 20%igem K-EDTA als Antikoagulans verwendet. Es wurde das Hämoglobin (Hb) und der Hämatokrit (Hkt) bestimmt. Die Lymphe wurde in graduierten Spitzröhrchen mit einem Tropfen Natriumheparinat (Liquemin) aufgefangen. Die Lymphmenge wurde an der Graduierung abgelesen und zusätzlich durch Wiegen genau bestimmt. Der Wechsel der Lymphröhrchen erfolgte 15minütig.

Biochemische Parameter

Das Albumin in Serum und Lymphe wurde mit der Bromkresolgrünmethode bestimmt (Schirardin u. Ney 1972). Die grundsätzliche Verwendbarkeit der Methode für das Schaf wurde von Pemberton u. DeJong (1971) beschrieben.

Die Gesamtproteine in Plasma und Lymphe wurden mit der Standardbiuretmethode untersucht. Die Proteinbestimmungen zeigten eine Schwankungsbreite um 5% bei Doppelbestimmungen.

Die Acetylcholinesterase (CHE) wurde mit der Testkombination Cholinesterase der Firma Boehringer Mannheim bestimmt.

Die biochemischen Parameter dienten zur Berechnung folgender Größen:

1. Lymphe-Plasma-Verhältnis für unterschiedliche Substanzen.
2. Clearance (Clea) der verschiedenen Substanzen (ml/Zeit). Dieser Wert bestimmt die Menge an Plasma, die von der jeweiligen Substanz in der Zeiteinheit befreit wird. Formel:
   Clea = Lymphe-Plasma-Verhältnis · $\dot{Q}_{Ly}$.
3. Substanzfluß unterschiedlicher Substanzen (mg/Zeit oder U/Zeit). Diese Größe beschreibt die Substanzmenge, die aus den Gefäßen austritt und pro Zeiteinheit durch die Lymphe abtransportiert wird. Formel:
   Lymphkonzentration · $\dot{Q}_{Ly}$.
4. Der kolloidosmotische Druck der Gesamtproteine im Plasma (π_{Prot}) wurde nach folgender Formel berechnet (Roselli u. Parker 1982):
   $\pi_{Prot} = 1{,}905\ x + 0{,}0694\ x^2 + 0{,}0074\ x^3$.
5. Der kolloidosmotische Druck der Gesamtproteine in der Lymphe (π_{Ly}) wurde nach folgender Formel berechnet (Roselli u. Parker 1982):
   $\pi_{Ly} = 2{,}25\ x + 0{,}0778\ x^2 + 0{,}0146\ x^3$.
   Für x ist die Proteinkonzentration einzusetzen.
   Die Proteine in der Lymphe wurden in jeder Probe bestimmt (15 min). Die Proteine im Plasma wurden in 30minütigen Abständen untersucht.

Statistik

Sämtliche Daten wurden auf Datenträger übertragen und in einem Datenbanksystem SIR (Scientific Information Retrieval) (Robinson et al. 1980) gespeichert. Die Statistik wurde mit dem IBM-Rechner 4143 der Medizinischen Hochschule Hannover und dem Rechner des regionalen Rechenzentrums des Landes Niedersachsen mit den Statistikprogrammpaketen SPSS (Statistical package of Social Sciences) (Hull u. Nie 1981) und BMDP (Dixon et al. 1981) durchgeführt.

An statistischen Verfahren wurden verwendet:

1. Faktorenanalyse.
   In einem orientierten Vergleich sämtlicher gemessener Parameter wurden Faktoren bestimmt, für die ein innerer Zusammenhang bestand. Die weiteren Untersuchungen bezogen sich dann auf diese „wesentlichen" Faktoren (Datenreduktion). Die Faktoren wurden varianzanalytisch auf Gruppenunterschiede untersucht.
2. Varianzanalysen (Anova/Manova).
   Sämtliche einzelne Parameter wurden einer Varianzanalyse unterworfen. Fanden sich dabei zu den einzelnen Meßpunkten bzw. zu zusammengefaßten Zeitspannen signifikante Unterschiede, so wurden ungepaarte t-Tests zur genaueren Lokalisation dieser Unterschiede zwischen den einzelnen Gruppen durchgeführt. Für verbundene Stichproben wurde der gepaarte t-Test verwendet.

3. Spektralanalyse.
   Zur Beurteilung bestimmter rhythmischer Veränderungen wurde eine Spektralanalyse durchgeführt, bei der die Frequenz einer solchen rhythmischen Veränderung herausgearbeitet und auf ihre Bedeutung überprüft wurde (Kreyszig 1979).
4. Einfache und multiple lineare als auch nichtlineare Regressionen wurden mit Hilfe der entsprechenden Statistikprogramme untersucht (Draper u. Smith 1980).
5. Für den Vergleich zweier Regressionsgeraden wurden die entsprechenden Tests durchgeführt (Sachs 1978).

Für alle Tests wurde eine Irrtumswahrscheinlichkeit (Signifikanzniveau) von 5% angenommen.

In den Darstellungen und Tabellen wurden die Mittelwerte mit einem 95%-Konfidenzintervall angegeben ($x \pm 1{,}96$ SE).

Ergebnisse

Tiergruppen

Bei 63 Schafen wurde der Versuch begonnen (Abb. 16). In 39,6% der Fälle waren jedoch multiple, efferente Lymphgänge des mediastinalen Lymphknotens vorhanden oder die Lymphgangkanülierung gelang aus technischen Gründen nicht.

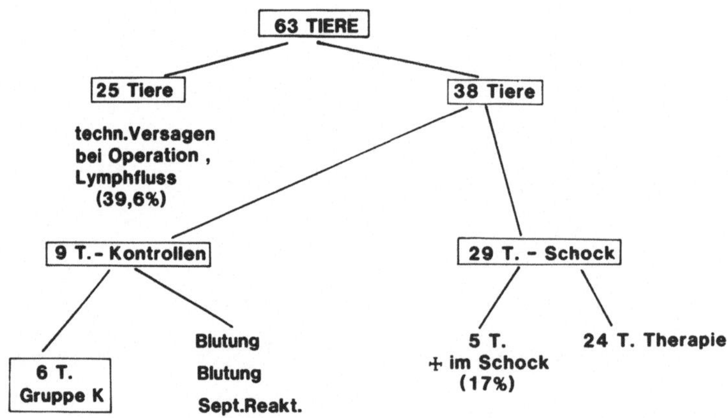

Abb. 16. Aufteilung aller untersuchten Tiere (n = 63) in Versuchsgruppen

Bei den verbliebenen 38 Tieren schwankte die Lungenlymphmenge während der Basiszeit mit einem Variationskoeffizienten von 7,9% des Mittelwertes. Dies lag innerhalb der von Staub (1974) geforderten Richtwerte.

9 Tiere wurden nach zufälligen Kriterien für die Kontrollgruppe ohne traumatisch-hämorrhagischen Schock und Therapie ausgewählt. Bei 29 Tieren wurden alle Einzelschritte des Versuchsprotokolles durchgeführt. Von dieser Gruppe verstarben nochmals 5 Tiere (17%) in der Schockphase, ohne daß eine Therapie begonnen werden konnte.

24 Tiere wurden therapiert (Abb. 17), davon 13 Schafe mit Plasmaproteinlösungen und 11 Tiere mit kristalloiden Lösungen. 4 der Schafe, bei denen eine Therapie mit Proteinlösungen begonnen wurde, verstarben innerhalb der ersten halben Stunde nach Therapiebeginn. In der mit Ringer-Laktat behandelten Gruppe starb 1 Tier nach 2stündiger Therapie. In der Gruppe P überlebten 9 Tiere die gesamte Versuchszeit, in der Gruppe R 10 Tiere.

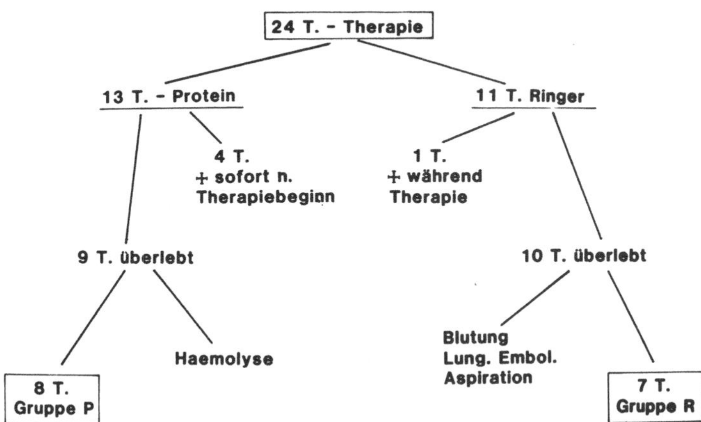

Abb. 17. Unterteilung der 24 Tiere mit Therapie in verschiedene Therapiegruppen

Da das Tier mit der Kenn-Nr. S 59-P eine schwere Hämolyse in Plasma und Lymphe zeigte, wurden die gemessenen Werte nicht zur Auswertung herangezogen. Eine Erklärung für diese Hämolyse konnten wir nicht finden.

Die Tiere mit der Kenn-Nr. S 67-R, S 65-R und S 51-R waren ebenfalls nicht verwertbar, da einmal bei der Sektion eine schwere zentrale Lungenembolie vorlag, ein 2. Schaf zu Beginn der Therapiephase bei defektem Endotrachealtubus aspiriert hatte. Bei einem 3. Tier war eine schwere chirurgische Blutung im Thorax während der Therapiephase aufgetreten.

Auch bei 3 Tieren der Kontrollgruppe machten Komplikationen eine Auswertung unmöglich (S 20-K, S 44-K, S 26-K). In 2 Fällen war eine Blutung, die eine Infusionstherapie und mehrfache Interventionen erforderlich machte, aufgetreten. Bei dem Tier S 26-K trat eine schwere septische Reaktion im Verlauf des Versuchs auf, die einen erheblichen Pulmonalarteriendruckanstieg und massive Lymphflußvermehrung zur Folge hatte. Daher nahmen wir dieses Tier nicht in die Kontrollgruppe auf.

Die Gruppe K (Kontrollgruppe) bestand aus den Tieren mit folgenden Kenn-Nr.: S 11-K, S 22-K, S 25-K, S 43-K, S 54-K, S 62-K (6 Tiere).

Die Gruppe P (proteinbehandelte Tiere) umfaßte 8 Schafe mit folgenden Kenn-Nr.: S 13-P, S 14-P, S 34-P, S 36-P, S 47-P, S 50-P, S 57-P, S 61-P.

Die Gruppe R (elektrolytbehandelte Schafe) beinhaltete 7 Schafe mit folgenden Kenn-Nr.: S 18-R, S 37-R, S 48-R, S 49-R, S 66-R, S 70-R, S 73-R.

Versuchsablauf

Vorbereitung und Basiszeit

Zur Einleitung der Narkose und zum Einbringen aller Katheter waren im Mittel 1 h und 50 min notwendig. Die Thorakotomien und Lymphgangpräparationen mit anschließendem Thoraxverschluß erforderten im Mittel nochmals 2 h und 20 min. Zur Stabilisierung und Gewinnung von Ausgangswerten wurde mindestens ein 2stündiges Zeitintervall bis zum Schockbeginn eingeschoben.

Schock

Entnommene Blutmenge

Vom Beginn der Entblutung an wurde über einen Zeitraum von 3,5 h Blut entnommen, um den arteriellen Mitteldruck bei 40 mmHg zu halten. In dieser Zeit wurden 17,3 ml Blut pro kg KG entzogen (26% des gesamten geschätzten Blutvolumens).

Nach dieser Zeit mußte in allen Fällen Blut retransfundiert werden, um die Entwicklung eines irreversiblen Schocks zu verhindern (zurückgegebene Menge im Mittel 2,9 ml/kg KG).

Während der gesamten Schockphase waren unter Berücksichtigung der Retransfusion 14,2 ml/kg KG entnommen worden, dies entsprach 22% des normalen Blutvolumens eines Schafes (66,4 ml/kg KG nach Hodgetts 1961).

Therapie

Verabreichte Infusionsmenge

Gruppe P. Eine initiale Infusionsmenge von 1246 ml 4%iger Plasmaproteinlösung war erforderlich, um den Ausgangsblutdruck innerhalb 1 h wieder zu erreichen (29,8 ml/kg KG = 45,5% der gesamten Infusionsmenge).

Danach wurde der Blutdruck mit einer gleichbleibenden Infusionsrate von 7,1 ml/kg KG (297 ± 180 ml) pro 30 min aufrechterhalten. Die erforderliche Gesamtmenge über 3 h Therapie betrug im Mittel 2735 ± 628 ml und entsprach mit 65,4 ml/kg KG nahezu dem Blutvolumen.

Gruppe R. Der Ausgangsblutdruck war unter Verwendung von 4311 ± 1702 ml Ringer-Laktat-Lösung wiederherzustellen. Die dazu erforderliche Menge entsprach 37,1% (125 ml/kg KG) des Infusionsvolumens in der Therapiephase.

Zur Aufrechterhaltung des Blutdrucks waren über jeweils 30 min 38,4 ml/kg KG Ringer-Laktat erforderlich. Die gesamte Infusionsmenge war mit 11618 ± 3951 ml (337 ml/kg KG) Elektrolytlösung um das 4fache höher als die notwendige Proteinmenge.

Im folgenden können die Tabellenwerte geringfügig von den im Text dargestellten Werten abweichen, da zur Tabellenerstellung eine größere Wertezahl gemittelt wurde (Zwischenwerte).

Hämodynamik

Blutdrücke

Großer Kreislauf

- Systolischer Druck

Basis und Kontrollgruppe. Der Ausgangswert von 120 ± 1,7 mmHg blieb in der Kontrollgruppe über den Versuchsablauf konstant.

Schock. Der systolische Druck sank planmäßig bis auf 62 ± 1,3 mmHg ab und wurde in dieser Höhe gehalten.

Tabelle 1. Arterielle Drücke

Meßzeitpunkt		Gruppe K			Gruppe P			Gruppe R		
a) Mittlerer arterieller Druck [mmHg]										
B300		103	+/–	8	102	+/–	9	109	+/–	3
B400		107	+/–	7	99	+/–	6	106	+/–	7
HS00	★	110	+/–	15	59	+/–	4	57	+/–	6
S000	★	103	+/–	9	41	+/–	2	42	+/–	2
S100	★	96	+/–	9	42	+/–	2	43	+/–	2
S200	★	98	+/–	9	43	+/–	2	41	+/–	1
S300	★	90	+/–	11	47	+/–	7	43	+/–	2
T100		95	+/–	10	104	+/–	11	90	+/–	15
T200		86	+/–	5	100	+/–	12	88	+/–	18
T300		83	+/–	9	94	+/–	12	87	+/–	15
b) Systolischer arterieller Druck [mmHg]										
B300		116	+/–	7	120	+/–	10	126	+/–	7
B400		123	+/–	9	115	+/–	9	123	+/–	8
HS00	★	126	+/–	14	73	+/–	6	76	+/–	12
S000	★	118	+/–	8	59	+/–	6	59	+/–	6
S100	★	108	+/–	8	64	+/–	6	61	+/–	7
S200	★	112	+/–	8	66	+/–	9	56	+/–	7
S300	★	108	+/–	11	69	+/–	8	68	+/–	7
T100		120	+/–	13	136	+/–	10	122	+/–	17
T200		109	+/–	6	128	+/–	10	123	+/–	19
T300	▲	101	+/–	10	128	+/–	13	126	+/–	23
c) Diastolischer arterieller Druck [mmHg]										
B300		89	+/–	10	91	+/–	9	95	+/–	6
B400		96	+/–	8	89	+/–	8	90	+/–	6
HS00	★	95	+/–	16	47	+/–	6	50	+/–	7
S000	★	91	+/–	13	33	+/–	2	31	+/–	3
S100	★	83	+/–	10	34	+/–	3	31	+/–	3
S200	★	87	+/–	7	31	+/–	4	29	+/–	4
S300	★	77	+/–	11	33	+/–	6	31	+/–	5
T100		80	+/–	9	83	+/–	17	74	+/–	16
T200		74	+/–	8	80	+/–	15	66	+/–	17
T300		71	+/–	14	73	+/–	13	63	+/–	14

Mittelwert +/– Vertrauensbereich (95%)

Therapie. Nach Therapiebeginn mit Elektrolyt- oder Proteinlösung wurden die Ausgangswerte innerhalb 1 h erreicht oder sogar überschritten (Gruppe P: + 16%). Dieser überschießende Anstieg bei der Gruppe P pendelte sich nach der ersten Therapiestunde auf einen Mittelwert von 128 ± 11,2 mmHg ein. Der systolische Druck der Gruppe R war den Basiswerten gleich. Die Werte der Gruppe P waren signifikant höher als die Werte der Kontrollgruppe (12%) (3. Therapiestunde) (Tabelle 1).

- Diastolischer Druck

Basis und Kontrollgruppe. Der diastolische Druck fiel über die gesamte Zeit in der Kontrollgruppe von 91,5 ± 1,6 mmHg auf 77% des Ausgangswertes ab.

Schock. Der mittlere Wert in der hypovolämischen Phase lag bei 31,5 ± 0,7 mmHg.

Therapie. Unter Volumenzufuhr stieg der diastolische Druck in der Gruppe P über den Wert der Kontrollgruppe an, bei der Gruppe R war der Druck mit 68 ± 20 mmHg dem Kontrollwert gleich (Tabelle 1).

- Mittlerer arterieller Druck

Basis und Kontrollgruppe. Mit geringer Abweichung lag der arterielle Mitteldruck aller 3 Gruppen in der Ausgangsphase bei 104 ± 1,5 mmHg. Das Absinken des diastolischen Drucks in der Kontrollgruppe manifestierte sich in einem Abfall des mittleren arteriellen Drucks um 21% gegenüber dem Ausgangswert.

Schock. Entsprechend dem Versuchsprotokoll betrug der mittlere arterielle Druck 30 min nach Entblutungsbeginn 57,9 ± 5,2 mmHg, anschließend lag der Wert mit 42,7 ± 0,6 mmHg nahe dem angestrebten Bereich.

Therapie. Innerhalb der 1. h nach Therapiebeginn wurde der Ausgangswert in der Gruppe R mit 90 ± 14 mmHg nahezu erreicht. Den überschießenden Werten in der Gruppe P entsprechend, v. a. dem relativ höheren diastolischen Druck folgend, war auch der mittlere arterielle Druck in dieser Gruppe mit 104 ± 10,8 mmHg höher als der Ausgangswert.

Im weiteren Verlauf der Therapie pendelten sich die Werte für die Gruppe P bei 96,8 ± 11,9 mmHg, die der Gruppe R bei 86 ± 16,2 mmHg ein. Auch diese Werte lagen für die Gruppe P um 12% höher als die der Kontrollgruppe, die Werte der Ringer-behandelten Tiere lagen in gleicher Höhe (Abb. 18 u. Tabelle 1).

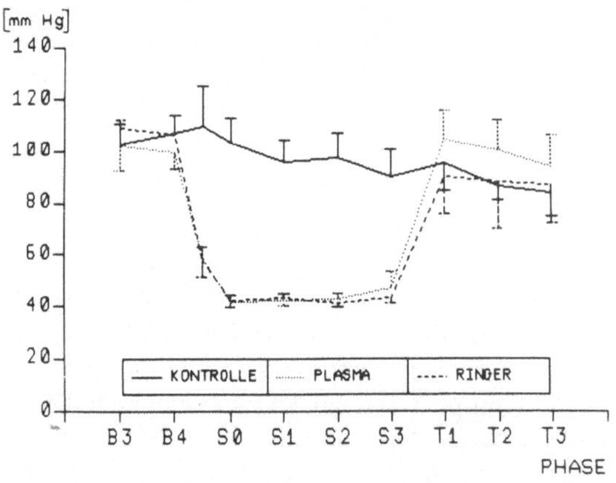

Abb. 18. Ausgangsbasis und Verlauf des mittleren arteriellen Drucks ($p_{art(m)}$ ± SE) während des Schocks und der Therapie

- Zentralvenöser Druck

Basis und Kontrollgruppe. Der mittlere Ausgangswert lag bei 6,4 ± 0,3 mmHg und blieb in der Kontrollgruppe stabil.

Schock. Obwohl sehr rasch Blut entnommen wurde, fiel der zentrale Venendruck nur um 10% auf 5,7 ± 0,3 mmHg ab. Er war damit nicht signifikant von der Kontrollgruppe verschieden.

Therapie. Die Volumentherapie widerspiegelnd stiegen die zentralvenösen Drücke der Gruppe P und Gruppe R sehr rasch an und erreichten bereits nach einer Therapiestunde den Wert von 10,1 ± 2,8 bzw. 9,9 ± 3,6 mmHg. Trotz unterschiedlicher Volumentherapeutika waren die Drücke beider Gruppen gleich und lagen mit 69 bzw. 60% deutlich über dem Ausgangswert. Sie waren nunmehr signifikant von der Kontrollgruppe verschieden (Tabelle 3).

Pulmonaler Kreislauf

- Systolischer Pulmonalarteriendruck

Basis und Kontrollgruppe. Von dem Ausgangswert aller Gruppen, im Mittel 19,7 ± 0,6 mmHg, fiel der Wert in der Kontrollgruppe um 4% auf 18,8 ± 4,1 mmHg über den Versuchsablauf ab.

Schock. Die Entblutung manifestierte sich sofort in einem deutlichen Abfall des p_{AP} um 20% (auf 14,9 ± 1,9 mmHg). Obwohl die Hypovolämie fortbestand, stieg der $p_{AP(s)}$ wieder an und war am Ende der Schockphase mit 21 ± 3 mmHg sogar 5% höher als in der Ausgangsphase.

Therapie. Unter Volumenzufuhr erhöhte sich dieser Wert sehr rasch in beiden Gruppen um 62 bzw. 59% gegenüber den Ausgangswerten. Ähnlich wie für den arteriellen Druck war in der Gruppe P sofort nach Therapiebeginn ein überschießender Wert von 34,8 ± 6 mmHg zu registrieren. Auch dieser Wert fiel in der Folgezeit etwas ab. Beide Gruppen waren mit 31,2 ± 4,2 bzw. 31,8 ± 2,7 mmHg in der restlichen Therapiephase schließlich identisch (Tabelle 2).

- Diastolischer Pulmonalarteriendruck

Basis und Kontrollgruppe. Auch für diesen Wert war von einem Ausgangswert von 10,6 ± 0,4 mmHg, ähnlich wie beim arteriellen Druck, ein deutlicher Abfall um 13% für die Kontrollgruppe zu registrieren.

Schock. Der initiale Abfall um 15% wurde von einem Anstieg bis auf 15,5 ± 3,9 mmHg noch während der Schockphase gefolgt. Der diastolische Druckabfall war etwas geringer als der systolische, die Blutdruckamplitude wurde im Schock kleiner.

Therapie. Auch hier trat in der Gruppe P mit 19 ± 4,6 mmHg ein initialer Spitzenwert auf, der etwas abfiel und für beide Gruppen schließlich im Mittel bei 17,1 ± 3,1 mmHg und damit 61% über den Ausgangswerten lag (Tabelle 2).

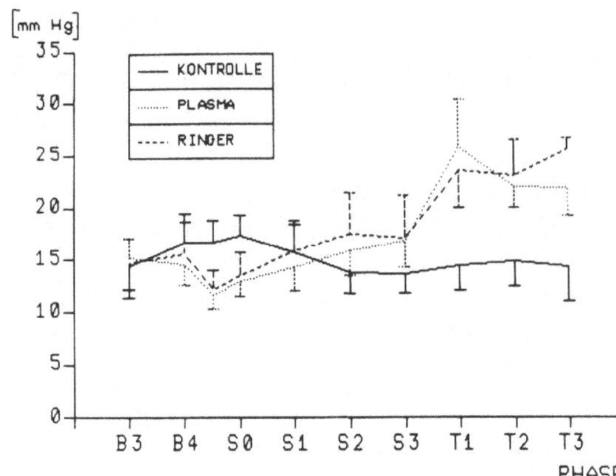

Abb. 19. Ausgangsbasis und Verlauf des mittleren pulmonalarteriellen Drucks ($p_{AP(m)}$ ± SE) während des Schocks und der Therapie

- Mittlerer Pulmonalarteriendruck

Basis und Kontrollgruppe. Der Ausgangswert von 15,1 ± 0,5 mmHg fiel in der Kontrollgruppe um 13%.

Schock. Systolischer und diastolischer Druck spiegelten sich im mittleren Pulmonalarteriendruck mit einem Abfall um 20% sofort nach Entblutung wider. Sie lagen signifikant unter den Werten der Kontrollgruppe zu diesen Zeiten. Anschließend stiegen die Werte um 7 bzw. 11% gegenüber den Basiswerten an.

Therapie. Unter der Protein- oder Ringer-Laktat-Therapie stiegen die Werte in beiden Gruppen um 52 bzw. 59% gegenüber den Ausgangswerten deutlich an. Da die Werte der Kontrollgruppe über den Versuchsablauf abnahmen, lagen die Therapiewerte sogar 64% über den Kontrollwerten. Der Endwert der 3. h nach Therapiebeginn war 25 ± 1,1 mmHg in Gruppe R und 21,8 ± 2,6 mmHg in Gruppe P. Der Unterschied war signifikant (Abb. 19 u. Tabelle 2).

- Linker endexspiratorischer Vorhofdruck

Basis und Kontrollgruppe. Der im Endexspirium gemessene Fülldruck des linken Herzens war in der Ausgangsphase bei allen Gruppen bei 4,5 ± 0,3 mmHg. Ähnlich wie die diastolischen Drücke fiel er in der Kontrollgruppe bis zum Versuchsende nur geringgradig ab.

Schock. Der Verlauf in dieser Phase zeigte Besonderheiten. Ähnlich wie die Pulmonalarteriendrücke fiel der Wert sehr rasch nach Entblutungsbeginn in beiden Gruppen auf 77% des Ausgangswertes ab. In der 1. h nach Erreichen des angestrebten mittleren arteriellen Drucks stieg er jedoch wieder an, um erneut zur 2. h abzufallen. In der 3. h folgte ein erneuter Anstieg.

Es zeigte sich ein deutlich wellenförmiger Verlauf dieses Parameters, der ein gutes Maß für das intravasale Volumen darstellt. Die Endwerte der Schockphase lagen in der Gruppe P bei 75%, in der Gruppe R bei 92% des Ausgangswertes. Dieser Unterschied beruhte auf einer stärkeren vorzeitigen Retransfusion bei 3 Tieren der Gruppe R, die notwendig war, um einen irreversiblen Schock zu verhindern.

Tabelle 2. Pulmonalarteriendrücke

Meßzeitpunkt	Gruppe K			Gruppe P			Gruppe R		
a) Mittlerer Pulmonalarteriendruck [mmHg]									
B300	14,3	+/–	2,2	15,2	+/–	1,8	14,7	+/–	3,4
B400	16,7	+/–	2,8	14,5	+/–	2,0	15,6	+/–	3,1
HS00	★ 16,7	+/–	2,1	11,6	+/–	1,2	12,1	+/–	2,0
S000	★ 17,3	+/–	2,0	12,9	+/–	1,5	13,4	+/–	2,3
S100	15,7	+/–	2,7	14,3	+/–	2,3	15,9	+/–	2,9
S200	13,7	+/–	2,1	15,9	+/–	2,4	17,4	+/–	3,9
S300	13,6	+/–	1,8	16,8	+/–	2,6	17,0	+/–	4,1
T100	★ 14,4	+/–	2,4	25,7	+/–	4,6	23,5	+/–	3,5
T200	★ 14,7	+/–	2,4	21,9	+/–	1,9	23,0	+/–	3,5
T300	★ 14,2	+/–	3,4	• 21,8	+/–	2,6	25,5	+/–	1,1
b) Systolischer Pulmonalarteriendruck [mmHg]									
B300	17,3	+/–	3,1	19,9	+/–	1,8	19,9	+/–	4,0
B400	20,2	+/–	3,5	19,5	+/–	2,9	21,2	+/–	3 5
HS00	★ 21,2	+/–	2,6	14,9	+/–	1,8	15,1	+/–	2,1
S000	★ 22,3	+/–	1,9	16,4	+/–	2,4	17,1	+/–	3,3
S100	19,5	+/–	2,4	17,9	+/–	2,7	20,1	+/–	4,3
S200	18,2	+/–	2,8	20,1	+/–	2,8	21,2	+/–	4,8
S300	18,2	+/–	4,8	21,0	+/–	3,1	21,2	+/–	5,5
T100	★ 19,3	+/–	3,1	34,9	+/–	6,0	32,7	+/–	3,0
T200	★ 18,8	+/–	3,3	28,6	+/–	2,8	30,3	+/–	2,9
T300	★ 18,6	+/–	4,0	30,4	+/–	4,0	32,7	+/–	2,4
c) Diastolischer Pulmonalarteriendruck [mmHg]									
B300	10,7	+/–	1,6	10,7	+/–	1,8	9,7	+/–	2,8
B400	11,5	+/–	1,8	10,5	+/–	2,3	11,0	+/–	1,9
HS00	★ 11,0	+/–	1,6	8,4	+/–	1,3	8,2	+/–	1,8
S000	12,3	+/–	2,9	9,4	+/–	1,6	10,0	+/–	1,8
S100	11,4	+/–	3,0	10,2	+/–	1,9	12,0	+/–	2,1
S200	■ 8,5	+/–	1,9	11,6	+/–	1,9	12,6	+/–	3,0
S300	9,0	+/–	2,1	13,1	+/–	2,2	14,5	+/–	5,8
T100	★ 9,7	+/	2,2	19,1	+/	4,7	16,4	+/–	4,6
T200	★ 10,7	+/–	1,9	16,0	+/–	2,4	17,7	+/–	4,9
T300	★ 10,4	+/–	2,9	15,4	+/–	2,3	19,7	+/–	3,3

Mittelwert +/– Vertrauensbereich (95%)

Therapie. Nach Einsetzen der Therapie stiegen die Vorhofdrücke als Ausdruck der Wiederauffüllung des Kreislaufs sehr rasch an. Sie überstiegen in Gruppe P die Ausgangswerte um 80%. Diese Steigerung ging der Zunahme des Herzzeitvolumens direkt parallel.

Dagegen wurden in der Gruppe R die Basiswerte um nur 49% überschritten (7,3 ± 3,7 mmHg). Der entsprechende Wert des Herzzeitvolumens lag jedoch 73% höher als die Ausgangswerte. Das Verhältnis von Fülldruck zu erreichtem Herzzeitvolumen war damit für die Gruppe R günstiger. Die linken Vorhofdrücke waren in der Therapie zu allen Zeitpunkten bei Gruppe

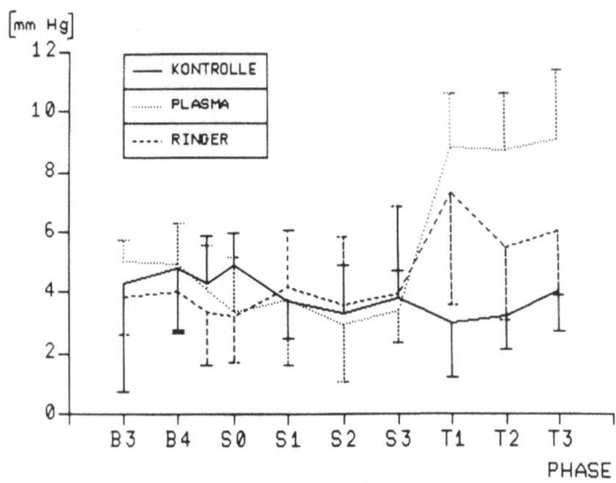

Abb. 20. Ausgangsbasis und Verlauf des linken endexspiratorischen Vorhofdrucks ($p_{LA(E)}$ ± SE) während des Schocks und der Therapie

P signifikant höher als bei Gruppe K. Bei den Tieren S 34-P und S 57-P mußte die Therapie mehrfach unterbrochen werden, da die vorgegebenen Grenzwerte für den $p_{LA(E)}$ erreicht waren. Beim Vergleich der Werte mit denen der Kontrollgruppe waren die Anstiege um 165% bei der Gruppe P noch wesentlich deutlicher als bei der Gruppe R (96%). (Abb. 20 u. Tabelle 3).

- Mittlerer linker Vorhofdruck

Diese Druckwerte wurden durch die intrapulmonal wirksamen Beatmungsdrücke beeinflußt.

Basis und Kontrollgruppe. Der Ausgangswert aller Gruppen lag bei 7,3 ± 0,3 mmHg. Er fiel in der Kontrollgruppe um etwa 20% ab.

Schock. Die Entblutung wirkte sich in einem raschen Abfall auf 5,6 ± 0,3 mmHg aus. Der Abfall war nicht signifikant. Infolge der vorzeitigen Retransfusion war ein minimaler Wiederanstieg bei der Gruppe R in der Schockphase zu beobachten.

Therapie. Die Gruppe P erreichte mit 12,8 ± 2,3 mmHg den im Versuchsprotokoll festgelegten Grenzbereich. Mit 9,5 ± 3,8 mmHg lag der Wert der Gruppe R deutlich darunter. Die Steigerungen in der Gruppe P, gegenüber den Basiswerten um 73% und gegenüber der Kontrollgruppe um 80%, wurden von den Werten der Gruppe R mit 42 bzw. 34% deutlich unterschritten. Durch diesen unterschiedlichen Verlauf waren die Werte der Gruppe P signifikant von denen der Kontrollgruppe verschieden (Tabelle 3).

Die direkt gemessenen Werte waren in ausgezeichneter Übereinstimmung mit den hier nicht aufgeführten Meßwerten, die mit dem Swan-Ganz-Katheter (Wedge-Technik) erhoben wurden ($y = 0,86\,x - 0,06$; $r = 0,81$).

Tabelle 3. Zentralvenöser Druck, Herzfrequenz und mittlerer linker Vorhofdruck

Meßzeitpunkt	Gruppe K	Gruppe P	Gruppe R
a) Zentralvenöser Druck [mmHg]			
B300	6,6 +/– 1,3	6,1 +/– 1,5	6,4 +/– 1,4
B400	7,1 +/– 1,1	6,1 +/– 1,7	6,6 +/– 1,4
HS00	7,1 +/– 1,2	6,6 +/– 1,3	5,5 +/– 1,6
S000	6,6 +/– 1,0	4,7 +/– 1,5	5,9 +/– 1,7
S100	7,2 +/– 1,2	5,2 +/– 1,5	6,1 +/– 1,5
S200	7,1 +/– 1,3	5,5 +/– 1,4	5,9 +/– 2,1
S300	6,8 +/– 1,0	5,4 +/– 1,6	7,0 +/– 1,8
T100	6,8 +/– 0,9	10,1 +/– 1,6	9,9 +/– 3,9
T200	★ 6,5 +/– 0,6	9,5 +/– 1,2	9,6 +/– 2,1
T300	7,0 +/– 1,1	10,2 +/– 3,0	10,1 +/– 2,3
b) Herzfrequenz [min^{-1}]			
B300	116 +/– 15	117 +/– 16	104 +/– 21
B400	137 +/– 25	125 +/– 21	110 +/– 24
HS00	132 +/– 21	117 +/– 10	118 +/– 30
S000	150 +/– 31	153 +/– 30	144 +/– 26
S100	144 +/– 25	186 +/– 40	193 +/– 50
S200	★ 146 +/– 31	206 +/– 32	209 +/– 31
S300	★ 145 +/– 24	232 +/– 22	217 +/– 41
T100	153 +/– 20	159 +/– 14	179 +/– 28
T200	147 +/– 23	158 +/– 14	170 +/– 17
T300	152 +/– 26	154 +/– 19	155 +/– 27
c) Mittlerer linker Vorhofdruck [mmHg]			
B300	8,9 +/– 3,4	7,2 +/– 0,6	6,4 +/– 1,5
B400	■ 8,8 +/– 2,2	7,6 +/– 1,2	6,0 +/– 1,5
HS00	★ 9,0 +/– 2,1	5,9 +/– 1,4	5,4 +/– 1,4
S000	8,1 +/– 2,3	5,6 +/– 1,9	5,6 +/– 1,8
S100	7,9 +/– 2,0	5,6 +/– 2,2	6,6 +/– 2,0
S200	7,3 +/– 2,0	5,2 +/– 1,7	6,0 +/– 2,4
S300	7,6 +/– 2,7	5,4 +/– 1,1	6,0 +/– 3,3
T100	▲ 7,1 +/ 1,6	13,1 +/– 1,3	9,7 +/– 3,5
T200	▲ 7,3 +/– 2,3	12,2 +/– 1,1	9,4 +/– 3,2
T300	▲ 6,8 +/– 1,6	13,1 +/– 2,4	9,5 +/– 2,4

Mittelwert +/– Vertrauensbereich (95%)

- Mikrovaskulärer Druck

Basis und Kontrollgruppe. Der mittlere Ausgangswert von 8,7 ± 1,8 mmHg entsprach den Werten der Literatur für das Schafmodell (Erdmann 1975). In der Kontrollgruppe spiegelte sich der leichte Abfall der intravasalen hydrostatischen Kräfte auch für diesen Rechenwert in einem Abfall um 12% wider.

Schock. Die Entblutung ließ den p_{mv} sehr rasch abfallen. Durch den ansteigenden mittleren Pulmonalarteriendruck stiegen die Werte in der dann folgenden Schockphase jedoch langsam

Tabelle 4. Herzzeitvolumen und Schlagvolumen pro kg Körpergewicht und linker endexspiratorischer Vorhofdruck

Meßzeitpunkt		Gruppe K			Gruppe P			Gruppe R		
a) Herzzeitvolumen / kg KG [ml · min^{-1} · kg Kg^{-1}]										
B300		79,1	+/–	22,6	78,8	+/–	14,2	80,3	+/–	9,3
B330		82,7	+/–	21,9	79,7	+/–	21,6	84,5	+/–	9,9
B400		78,9	+/–	18,9	78,2	+/–	15,9	85,0	+/–	11,6
HS00	★	79,8	+/–	17,4	41,3	+/–	7,6	48,4	+/–	12,9
S000	★	78,3	+/–	21,9	38,7	+/–	5,8	43,4	+/–	10,3
S100	★	80,7	+/–	19,6	39,9	+/–	6,7	42,1	+/–	10,0
S200	★	78,6	+/–	24,4	36,3	+/–	5,9	46,2	+/–	10,3
S300	▲	82,1	+/–	26,6	39,2	+/–	8,7	49,5	+/–	14,2
T100	★	83,4	+/–	25,8	166,1	+/–	26,7	143,4	+/–	33,1
T200	★	73,4	+/–	22,4	153,6	+/–	22,3	140,2	+/–	32,2
T300	★	75,0	+/–	24,2	149,7	+/–	25,4	144,0	+/–	44,2
b) Schlagvolumen / kg KG [ml · kg KG^{-1}]										
B300		0,70	+/–	0,22	0,70	+/–	0,15	0,87	+/–	0,27
B400		0,62	+/–	0,20	0,64	+/–	0,14	0,84	+/–	0,24
HS00	▲	0,64	+/–	0,18	0,35	+/–	0,06	0,45	+/–	0,13
S000	▲	0,57	+/–	0,21	0,29	+/–	0,08	0,32	+/–	0,10
S100	★	0,59	+/–	0,19	0,24	+/–	0,07	0,25	+/–	0,10
S200	★	0,59	+/–	0,23	0,10	+/–	0,05	0,23	+/–	0,08
S300	★	0,60	+/–	0,23	0,17	+/–	0,04	0,26	+/–	0,15
T100	▲	0,56	+/–	0,21	1,05	+/–	0,16	0,87	+/–	0,33
T200	▲	0,55	+/–	0,26	0,98	+/–	0,18	0,85	+/–	0,24
T300	▲	0,52	+/–	0,20	1,01	+/–	0,26	0,95	+/–	0,33
c) Linker endexspiratorischer Vorhofdruck [mmHg]										
B300		4,3	+/–	3,6	5,0	+/–	0,7	3,9	+/–	1,2
B400		4,8	+/–	2,1	4,9	+/–	1,4	4,0	+/–	1,3
HS00		4,3	+/–	1,6	4,1	+/–	1,5	3,4	+/–	1,7
S000		4,9	+/–	1,1	3,4	+/–	1,8	3,2	+/–	1,5
S100		3,7	+/–	1,2	3,7	+/–	2,2	4,1	+/–	1,9
S200		3,3	+/–	1,6	2,9	+/–	1,8	3,6	+/–	2,3
S300		3,8	+/–	0,9	3,4	+/–	1,0	3,9	+/–	2,9
T100	▲	3,0	+/–	1,8	8,8	+/–	1,8	7,3	+/–	3,7
T200	▲	3,2	3/–	1,1	8,7	+/–	1,9	5,5	+/–	2,4
T300	▲	4,0	+/–	1,3	9,1	+/–	2,3	6,0	+/–	2,1

Mittelwert +/– Vertrauensbereich (95%)

wieder an. Bei der Gruppe R lagen die Werte sogar 5% über dem Ausgangswert (Retransfusion bei 3 Tieren).

Therapie. Aus den therapeutischen Maßnahmen resultierten erhebliche Anstiege des p_{mv}. Die überschießenden Werte der Gruppe P fanden in einem Wert von 15,5 ± 2,5 mmHg 1 h nach Therapiebeginn ihren Ausdruck. Am Ende der Therapie lagen sie mit 14 ± 1,7 mmHg um 61%

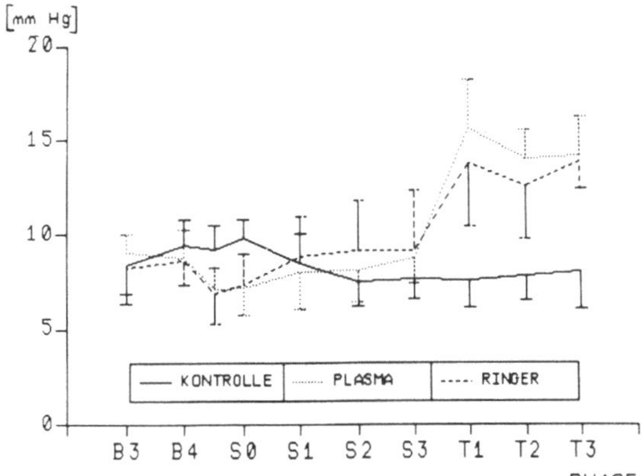

Abb. 21. Ausgangsbasis und Verlauf des mikrovaskulären Drucks (p_{mv} ± SE) während des Schocks und der Therapie

über den Ausgangswerten. Die Kontrollwerte wurden um 88% überschritten. Die Werte der Gruppe R erreichten nicht ganz diese Spitzenwerte, sie waren jedoch nicht signifikant niedriger. Die Basiswerte wurden um 55%, die der Kontrollgruppe um 72% überschritten. Der Wert beider Gruppen in der letzten Therapiestunde war mit 14,1 ± 1,9 und 13,8 ± 1,4 mmHg nahezu identisch (Abb. 21 u. Tabelle 5).

Herzfrequenz

Basis und Kontrollgruppe. Die Ausgangssituation war mit 117 ± 4,3 Schlägen/min stabil. In der Kontrollgruppe stiegen die Herzfrequenzwerte zunehmend um 31% über die Ausgangswerte an.

Schock. Nach Entblutung stieg die Herzfrequenz in beiden Gruppen auf 177 ± 58 Schlägen/min an. Der Maximalwert am Ende der Schockphase lag 91% über dem Ausgangswert.

Therapie. Sofort nach Einsetzen der Therapie fiel die Herzfrequenz ab. Der Endwert von 157 Schlägen/min entsprach den Werten der Kontrollgruppe. Diese Frequenz wurde in der Gruppe P etwas rascher als in der Gruppe R erreicht (T100: 158 ± 19 Schläge/min bei Gruppe P; 179 ± 28 Schläge/min bei Gruppe R). Im weiteren Verlauf waren die Werte aller Gruppen gleich (Abb. 22 u. Tabelle 3).

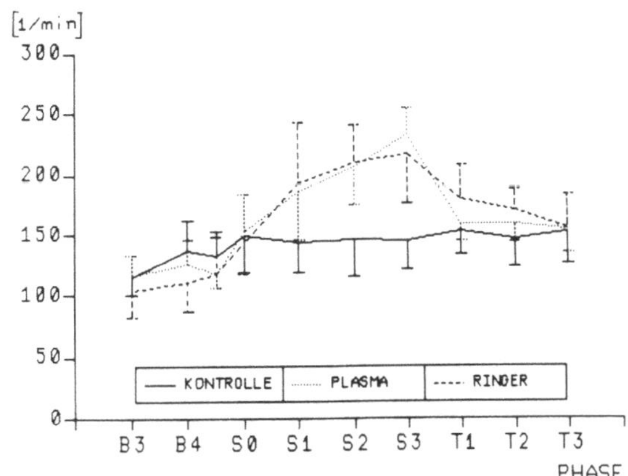

Abb. 22. Ausgangsbasis und Verlauf der Herzfrequenz (HF ± SE) während des Schocks und der Therapie

Tabelle 5. Vaskuläre Widerstände und mikrovaskulärer Druck

Meßzeitpunkt	Gruppe K	Gruppe P	Gruppe R
a) Systemisch-vaskulärer Widerstand [dyn · s · cm^{-5}]			
B300	3067 +/- 768	2511 +/- 488	3144 +/- 734
B400	3129 +/- 694	2518 +/- 568	2942 +/- 493
HS00	3081 +/- 579	2588 +/- 469	2883 +/- 674
S000	▲ 3167 +/- 1042	1891 +/- 392	2262 +/- 608
S100	2718 +/- 766	1961 +/- 492	2426 +/- 780
S200	■ 3012 +/- 1006	2097 +/- 388	1986 +/- 466
S300	2596 +/- 778	2194 +/- 404	1925 +/- 325
T100	★ 2711 +/- 764	1151 +/- 217	1418 +/- 304
T200	★ 2789 +/- 771	1190 +/- 209	1434 +/- 336
T300	★ 2685 +/- 982	1133 +/- 212	1393 +/- 245
b) Pulmonalvaskulärer Widerstand [dyn · s · cm^{-5}]			
B300	306 +/- 127	262 +/- 53	346 +/- 145
B400	362 +/- 93	258 +/- 63	328 +/- 85
HS00	372 +/- 66	368 +/- 83	491 +/- 189
S000	■ 392 +/- 93	484 +/- 101	630 +/- 206
S100	★ 353 +/- 60	532 +/- 123	740 +/- 232
S200	★ 335 +/- 113	743 +/- 229	807 +/- 309
S300	★ 299 +/- 61	738 +/- 230	710 +/- 213
T100	▲ 341 +/- 97	211 +/- 63	295 +/- 72
T200	▲ 392 +/- 91	● 173 +/- 37	323 +/- 41
T300	▲ 345 +/- 81	● 178 +/- 53	370 +/- 105
c) Mikrovaskulärer Druck [mmHg]			
B300	8,3 +/- 2,0	9,1 +/- 1,0	8,2 +/- 1,3
B400	9,5 +/- 1,4	8,8 +/- 1,5	8,6 +/- 1,3
HS00	★ 9,2 +/- 1,3	7,1 +/- 1,2	6,8 +/- 1,6
S000	★ 9,8 +/- 1,0	7,2 +/- 1,5	7,3 +/- 1,7
S100	8,5 +/- 1,5	8,0 +/- 2,0	8,8 +/- 2,1
S200	7,5 +/- 1,3	8,1 +/- 1,7	9,1 +/- 2,6
S300	7,6 +/- 1,1	8,8 +/- 1,3	9,2 +/- 3,1
T100	★ 7,6 +/- 1,4	15,6 +/- 2,5	13,8 +/- 3,3
T200	★ 7,8 +/- 1,3	14,0 +/- 1,5	12,5 +/- 2,8
T300	★ 8,0 +/- 1,9	14,2 +/- 2,0	13,8 +/- 1,4

Mittelwert +/– Vertrauensbereich (95%)

Herzleistung

- Herzzeitvolumen pro kg Körpergewicht

Die Ausgangswerte der einzelnen Gruppen lagen dicht bei einem Mittelwert von 81,53 ± 4,31 ml · min^{-1} · kg KG^{-1}. Das HZV der Kontrollgruppe blieb bei Herzfrequenzsteigerung und leicht abfallenden intravasalen Drücken stabil.

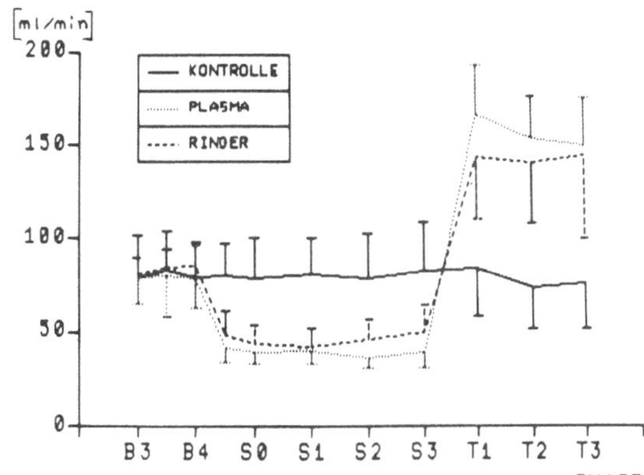

Abb. 23. Ausgangsbasis und Verlauf des Herzzeitvolumens pro Kilogramm Körpergewicht (HZV/kg KG ± SE) während des Schocks und der Therapie

Schock. Sofort nach Entblutung war das HZV nahezu halbiert. Durch vorzeitige Retransfusion bei 3 Tieren der Gruppe R stieg das HZV in dieser Gruppe noch in der Schockphase wieder auf 66% des Ausgangswertes an. Die bereits beschriebene Drucksteigerung in dieser Gruppe ging parallel. Die sonstigen HZV-Werte im Schock waren sämtlich signifikant niedriger als die Kontrollwerte.

Therapie. Die Volumenzufuhr trieb das HZV in der Gruppe P sofort auf einen Spitzenwert von 166 ± 26 ml · min^{-1} · kg KG^{-1}. Nach einem geringgradigen Abfall wurde in dieser Gruppe ein Plateau um 150 ± 23 ml · min^{-1} · kg KG^{-1} erreicht. Die mit Elektrolytlösung behandelte Tiergruppe erreichte nicht ganz dieses sehr hohe Niveau, der Wert von 143 ± 33 ml · min^{-1} · kg KG^{-1} war jedoch nicht signifikant von dem Wert der proteinbehandelten Tiere verschieden. Die in der Therapie erreichten HZV-Werte lagen um 84 bzw. 66% über den Ausgangswerten, im Vergleich zur Kontrollgruppe waren die Werte nahezu doppelt so hoch. Diese HZV-Erhöhung war hoch signifikant (Abb. 23 u. Tabelle 4).

- Schlagvolumen pro kg Körpergewicht

Basis und Kontrollgruppe. Die Ausgangswerte der Gruppe R lagen mit 0,81 ± 0,28 ml/kg KG etwas höher als der Mittelwert der Kontroll- und Proteingruppe (0,66 ± 0,22 ml/kg KG). Der Unterschied war nicht signifikant. Da das Herzzeitvolumen der Kontrollgruppe konstant blieb, die Herzfrequenz jedoch zunahm, resultierte eine Abnahme des Schlagvolumens in der Gruppe K um 18% auf 0,54 ± 0,11 ml/kg KG über die Versuchsdauer.

Schock. Das Herzzeitvolumen fiel in der Schockperiode schlagartig ab, die Herzfrequenz stieg jedoch nur allmählich bis zu einem Maximalwert am Ende der Schockperiode an. Daher fiel das Schlagvolumen etwas verzögert ab und erreichte erst in der 2. h der Schockperiode den Tiefstwert. In der Gruppe R war auch an diesem Parameter die vorzeitige Retransfusion zu erkennen.

Therapie. Die Therapie ließ das Schlagvolumen in der Gruppe P auf 149% des Ausgangswertes ansteigen (1,0 ± 0,13 ml/kg KG). In der kristalloidbehandelten Gruppe lag der Wert mit 109%

Tabelle 6. Meßwerte für den linken Ventrikel

Meßzeitpunkt	Gruppe K				Gruppe P				Gruppe R		
a) Schlagarbeitsindex des linken Ventrikels [$g \cdot m^{-1}$]											
B300		33,70	+/–	11,15		35,22	+/–	8,53	43,89	+/–	12,47
B400		30,82	+/–	10,53		31,44	+/–	6,99	41,18	+/–	12,22
HS00	▲	32,82	+/–	10,35		9,80	+/–	1,74	11,50	+/–	3,17
S000	★	27,20	+/–	9,52		5,48	+/–	1,31	6,08	+/–	2,09
S100	★	27,13	+/–	9,63		4,58	+/–	1,18	4,89	+/–	2,14
S200	★	26,31	+/–	9,22		3,72	+/–	0,80	4,07	+/–	1,00
S300	★	25,55	+/–	10,74		4,12	+/–	1,85	4,54	+/–	2,02
T100	★	25,22	+/–	8,80	●	51,34	+/–	9,11	33,33	+/–	12,82
T200	▲	21,67	+/–	9,19		45,71	+/–	9,01	32,17	+/–	10,64
T300	★	19,74	+/–	7,02		43,92	+/–	11,70	37,44	+/–	15,50
b) Quotient $LVSWI/P_{LA}$ [$0{,}0136 \cdot m$]											
B300	–	10,47	+/–	38,70		7,44	+/–	2,30	21,62	+/–	22,88
B400		9,80	+/–	7,74		7,34	+/–	2,61	19,12	+/–	19,73
HS00		9,20	+/–	5,47		3,43	+/–	1,90	0,50	+/–	5,06
S000		5,52	+/–	2,78		1,93	+/–	0,91	0,02	+/–	2,86
S100		8,19	+/–	4,74		1,08	+/–	0,86	0,36	+/–	2,65
S200		9,78	+/–	5,06		0,93	+/–	0,74	0,21	+/–	1,60
S300		6,94	+/–	3,49		1,75	+/–	1,21	0,51	+/–	2,68
T100	▲	8,49	+/–	6,17		6,79	+/–	2,91	12,95	+/–	16,42
T200		8,16	+/–	4,50		5,97	+/–	2,10	16,86	+/–	21,96
T300	★	5,29	+/–	2,20		5,98	+/–	2,92	8,40	+/–	6,65

Mittelwert +/– Vertrauensbereich (95%)

des Ausgangswertes (0,80 ± 0,18 ml/kg KG) im gleichen Bereich. Die Schlagvolumina waren zum Ende der Therapie um 85 bzw. 65% höher als die Werte der Kontrollgruppe (Tabelle 4).

- Schlagarbeitsindex des linken Ventrikels

Basis und Kontrollgruppe. Der Ausgangswert aller drei Gruppen lag im Mittel bei 35,9 ± 4,1 $g \cdot m^{-1}$. In der Kontrollgruppe war eine deutliche Abnahme der Herzarbeit auf 22,2 ± 10,1 $g \cdot m^{-1}$ festzustellen (leichte Hypovolämie).

Schock. Der Abfall der Herzarbeit war bei ausgeprägter Hypovolämie sehr deutlich. Die Werte lagen bei nur 11% des Ausgangswertes.

Therapie. Ein etwa höheres Herzzeitvolumen und ein geringgradig höherer mittlerer arterieller Druck potenzierte sich bei der Gruppe P und führte zu einem Arbeitsindex von 46, 9 ± 14,1 $g \cdot m^{-1}$, der deutlich über dem Wert der Gruppe R lag. Allerdings waren auch diese Werte noch um 54% signifikant höher als die der Kontrollgruppe (Tabelle 6).

Tabelle 7. Meßwerte für den rechten Ventrikel

Meßzeitpunkt		Gruppe K			Gruppe P			Gruppe R		
a) Schlagarbeitsindex des rechten Ventrikels [g · m^{-1}]										
B300		2,67	+/–	1,16	3,34	+/–	0,90	3,95	+/–	2,12
B400		2,96	+/–	1,68	2,78	+/–	0,70	3,75	+/–	1,79
HS00	★	2,97	+/–	1,27	0,90	+/–	0,24	1,42	+/–	0,44
S000	★	3,25	+/–	1,94	1,17	+/–	0,31	1,25	+/–	0,60
S100	★	2,62	+/–	1,54	1,11	+/–	0,36	1,17	+/–	0,48
S200	★	2,16	+/–	1,58	0,95	+/–	0,21	1,20	+/–	0,38
S300	★	2,21	+/–	1,42	0,99	+/–	0,34	1,28	+/–	0,89
T100	▲	2,20	+/–	1,14	7,85	+/–	1,86	5,09	+/–	1,51
T200	▲	2,45	+/–	1,84	6,04	+/–	0,53	5,45	+/–	2,24
T300	▲	2,08	+/–	1,56	5,63	+/–	1,60	6,42	+/–	1,50
b) Quotient RVSWI/CVP [0,0136 · m]										
B300		0,44	+/–	0,20	0,60	+/–	0,19	0,73	+/–	0,40
B400		0,45	+/–	0,30	0,57	+/–	0,30	0,65	+/–	0,34
HS00		0,47	+/–	0,25	0,15	+/–	0,06	0,32	+/–	0,13
S000		0,57	+/–	0,42	0,27	+/–	0,08	0,24	+/–	0,13
S100		0,41	+/–	0,26	0,22	+/–	0,03	0,21	+/–	0,08
S200		0,35	+/–	0,28	0,20	+/–	0,08	0,23	+/–	0,06
S300	▲	0,34	+/–	0,23	0,26	+/–	0,18	0,18	+/–	0,12
T100		0,33	+/–	0,16	0,75	+/–	0,20	0,58	+/–	0,24
T200		0,40	+/–	0,31	0,65	+/–	0,09	0,58	+/–	0,19
T300		0,30	+/–	0,20	0,67	+/–	0,26	0,66	+/–	0,14

Mittelwert +/– Vertrauensbereich (95%)

- Schlagarbeitsindex des rechten Ventrikels

Basis und Kontrollgruppe. Die Ausgangswerte lagen im Mittel bei 3,23 ± 0,5 g · m^{-1}, die Werte der Kontrollgruppe fielen im Verlauf nicht wesentlich ab, da die pulmonalen Drücke gleichblieben.

Schock. Im Gegensatz zu den Werten des linken Herzens war in der Schockperiode die Arbeitsminderung nicht sehr deutlich. Der zunehmende pulmonalvaskuläre Widerstand, der in dieser Versuchsperiode auftrat, stellte eine Belastung dar, daher sanken die Werte nur auf 33% der Ausgangswerte.

Therapie. Unter Proteinzufuhr stiegen die Belastungswerte für das rechte Herz vorübergehend sehr stark an und waren deutlich höher als die der Gruppe R. Dies war durch das schlagartig gestiegene Herzzeitvolumen bei noch erhöhtem pulmonalvaskulärem Widerstand bedingt. Am Ende der Therapiephase lagen die Werte für die Gruppen P und R im gleichen Bereich (Tabelle 7).

- Quotient Schlagarbeitsindex des linken Ventrikels / linker endexspiratorischer Vorhofdruck

Die Leistungsfähigkeit des Herzens wird an der Starling-Kurve abgelesen. Je flacher diese ist, desto weniger leistungsfähig ist das Herz. Der hier gebildete Quotient beschreibt die Steigung der Starling-Kurve (Forrester u. Swan 1974).

Therapie. Der Quotient ist in der elektrolytbehandelten Gruppe mit 8,4 ± 6,6 deutlich größer als in der proteinbehandelten Gruppe (5,9 ± 2,9). Die geleistete Herzarbeit konnte in der Gruppe R mit geringeren Fülldrücken erbracht werden. Die Funktionskurve der Herzleistung verlief in dieser Gruppe steiler (Tabelle 6).

- Quotient Schlagarbeitsindex des rechten Ventrikels / zentralvenöser Druck

Therapie. Der Quotient war für beide Gruppen identisch. Die Werte waren doppelt so hoch wie in der Kontrollgruppe. Dies könnte durch bessere diastolische Vorspannung erklärt werden (Tabelle 7).

Kreislaufwiderstände

- Systemisch-vaskulärer Widerstand

Basis und Kontrollgruppe. Der mittlere Ausgangswert aller Gruppen von 2850 ± 248 dyn · s · cm^{-5} fiel in der Kontrollgruppe über die Versuchsdauer allmählich um 11% ab.

Schock. Durch anhaltende Entblutung wirkte sich die vasokonstriktive Gegenregulation nicht in einer R_{Syst}-Steigerung aus. Der R_{Syst} fiel sogar auf 2193 ± 403 bzw. 1925 ± 324 dyn · s · cm^{-5}.

Therapie. Unter Zufuhr von Proteinlösung fiel der R_{Syst} auf 39% des Ausgangswertes, in der elektrolytbehandelten Gruppe auf 46% ab. Dieser Gruppenunterschied war nicht signifikant. Obwohl der mittlere arterielle Druck in beiden Gruppen gleich stark angestiegen war, war der Anstieg in der Gruppe P im Verhältnis zum gestiegenen HZV geringer. Das Gefäßbett war stärker dilatiert (Abb. 24 u. Tabelle 5).

- Pulmonalvaskulärer Widerstand

Basis und Kontrollgruppe. Der mittlere Ausgangswert aller 3 Gruppen von 305 ± 37 dyn · s · cm^{-5} wurde in der Kontrollgruppe am Versuchsende um 13% überschritten (Operation, mechanische Beatmung).

Schock. Sofort nach Schockbeginn stieg der R_{Pulm} stark an. Bei niedrigem Herzzeitvolumen und ansteigenden Pulmonalarteriendrücken wurde schließlich das 2,5fache des Ausgangswertes erreicht (738 ± 229 dyn · s · cm^{-5}).

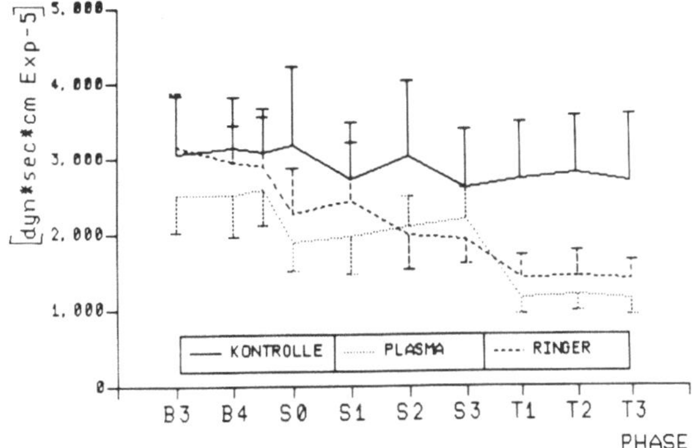

Abb. 24. Ausgangsbasis und Verlauf des systemisch-vaskulären Widerstands (R_{Syst} ± SE) während des Schocks und der Therapie

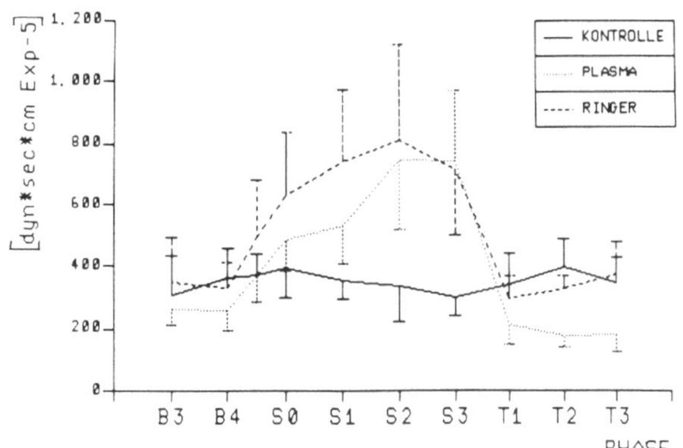

Abb. 25. Ausgangsbasis und Verlauf des pulmonalvaskulären Widerstands (R_{Pulm} ± SE) während des Schocks und der Therapie

Therapie. Obwohl in der Therapie die Drücke des Pulmonalkreislaufes anstiegen, sank der Wert für den R_{Pulm} stark ab, da das Herzzeitvolumen im Verhältnis wesentlich stärker zunahm. Die Endwerte für die Gruppe R und die Kontrollgruppe lagen in gleicher Höhe. Vor allem durch den höheren linken Vorhofdruck bei nur etwas höherem Herzzeitvolumen waren die pulmonalvaskulären Widerstände für die Gruppe P deutlich niedriger und unterschritten den Wert der Kontrollgruppe um 50% (Abb. 25 u. Tabelle 5).

Pulmonale Lymphe

Beschaffenheit

Die Lymphe war in allen untersuchten Fällen klar und ohne Hämolyse. Die Flüssigkeit tropfte frei, der Fluß war in geringem Maße vom Atemrhythmus abhängig. Die Varianz des Lymphflusses während der Basiszeit betrug im Mittel 7,9%.

Lymphmenge

Die folgenden Werte beziehen sich jeweils auf 15 min.

Basis und Kontrollgruppe. Mit einem mittleren Wert von 2,73 ± 0,18 ml lagen die Ausgangswerte bei den untersuchten Tieren im Literaturvergleich im oberen Normbereich. In der Kontrollgruppe blieben die Lymphmengen über die Versuchsdauer sehr stabil, die letzte Lymphmenge betrug mit 2,5 ± 0,82 ml 92% des Ausgangswertes. Der geringgradige Abfall der intravasalen Drücke könnte dafür verantwortlich sein.

Schock. Der Lymphfluß reagierte sehr rasch auf die hypovolämische Situation. Nach 45 min war die Lymphmenge auf 2,02 ± 0,62 ml abgefallen und betrug damit nur 73% des Ausgangswertes. In der dann folgenden Zeit stieg die Q_{Ly} parallel zum Anstieg des intravasalen Drucks (p_{LA}) wieder an. Ein erneuter Abfall parallel dem intravasalen Druck schloß sich an. Der Lymphfluß, die intravasalen Drücke und eine Reihe weiterer Parameter zeigten einen wellenförmigen Verlauf in der Schockphase, in Abb. 27 dargestellt. Dem Anstieg des mikrovaskulären Drucks gegen Ende der Schockphase folgend erreichten die Lymphmengen wieder 83 bzw. 91% der Ausgangswerte.

Therapie. In beiden Gruppen stieg der Lymphfluß nach Therapiebeginn sehr steil an. Ein bedeutsamer Unterschied bestand jedoch in einer Zeitverzögerung dieses Anstieges bei der Gruppe P. Trotz gleichzeitigem sofortigem Anstieg der intravasalen Drücke stieg der Lymphfluß erst 15 min später an als in der Gruppe R. Auch nach 30 min war diese Verzögerung noch deutlich zu erkennen. In der Gruppe P war der Lymphfluß erst um 39% gestiegen, in der Gruppe R bereits um 96%. Diese Verzögerung im Anstieg blieb bis zum Erreichen eines Plateaus zum Ende der ersten Therapiestunde bestehen. Zu diesem Zeitpunkt (T100) war der Q_{Ly} in der Gruppe P um 113%, in der Gruppe R um 129%, im Vergleich zum letzten Wert der Schockphase, angestiegen. Bei T100 hatte die Proteingruppe einen Spitzenwert erreicht, der dem bereits früher beschriebenen Spitzenwert in den intravasalen Drücken entsprach. Allerdings fielen die Lymphmengen von diesem Spitzenwert nur geringgradig ab und stabilisierten sich auf einem Plateau von 4,65 ± 1,72 ml.

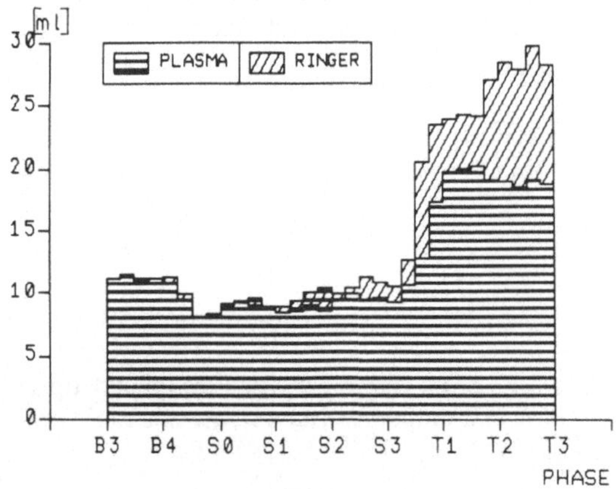

Abb. 26. Ausgangsbasis und Verlauf der Lymphmenge pro 15 min (Q_{Ly}/15 min ± SE) während des Schocks und der Therapie

Tabelle 8. Lymphmenge (ml/15 min)

Meßzeitpunkt	Gruppe K	Gruppe P	Gruppe R
B300	2,7 +/– 0,7	2,8 +/– 0,8	2,8 +/– 0,9
B315	2,5 +/– 0,8	2,8 +/– 0,8	2,9 +/– 1,0
B330	2,6 +/– 0,8	2,8 +/– 0,8	2,8 +/– 0,9
B345	2,6 +/– 0,8	2,8 +/– 0,8	2,8 +/– 1,0
B400	2,4 +/– 0,6	2,7 +/– 0,8	2,8 +/– 1,0
B415	2,4 +/– 0,7	2,5 +/– 0,8	2,4 +/– 0,8
HS00	2,7 +/– 0,8	2,0 +/– 0,6	2,0 +/– 0,8
HS15	2,4 +/– 0,6	2,1 +/– 0,7	2,0 +/– 0,7
S000	2,4 +/– 0,5	2,3 +/– 0,9	2,2 +/– 0,8
S015	2,6 +/– 0,7	2,4 +/– 0,9	2,3 +/– 0,8
S030	2,4 +/– 0,5	2,4 +/– 0,9	2,3 +/– 0,8
S045	2,3 +/– 0,6	2,2 +/– 0,7	2,2 +/– 0,7
S100	2,2 +/– 0,6	2,1 +/– 0,6	2,2 +/– 0,7
S115	2,3 +/– 0,7	2,3 +/– 0,7	2.1 +/– 0,6
S130	2,3 +/– 0,7	2,5 +/– 0,8	2,3 +/– 0,7
S145	2,3 +/– 0,6	2,6 +/– 0,8	2,2 +/– 0,6
S200	2,2 +/– 0,7	2,5 +/– 0,7	2,4 +/– 0,7
S215	2,2 +/– 0,7	2,5 +/– 0,7	2,6 +/– 0,8
S230	2,5 +/– 0,9	2,4 +/– 0,6	2,8 +/– 0,7
S245	2,7 +/– 1,1	2,4 +/– 0,6	2,7 +/– 0,7
S300	2,7 +/– 1,0	2,3 +/– 0,6	2,6 +/– 0,8
T015	2,6 +/– 0,7	2,6 +/– 0,8	3,2 +/– 0,9
T030	▪ 2,6 +/– 0,8	• 3,2 +/– 1,1	5,1 +/– 1,2
T045	▪ 2,6 +/– 0,8	4,3 +/– 1,7	5,9 +/– 1,0
T100	⋆ 2,6 +/– 0,7	4,9 +/– 1,8	6,0 +/– 1,4
T115	⋆ 2,5 +/– 0,7	5,0 +/– 1,8	6,1 +/– 1,3
T130	⋆ 2,5 +/– 0,6	5,0 +/– 1,6	6,0 +/– 1,4
T145	⋆ 2,6 +/– 0,8	4,8 +/– 1,5	6,7 +/– 1,6
T200	⋆ 2,5 +/– 0,7	4,7 +/– 1,4	7,1 +/– 1,9
T215	⋆ 2,5 +/– 0,7	4,6 +/– 1,3	6,9 +/– 2,0
T230	⋆ 2,6 +/– 0,8	4,8 +/– 1,3	7,4 +/– 2,3
T245	⋆ 2,5 +/– 0,7	4,7 +/– 1,3	7,0 +/– 2,4
T300	⋆ 2,5 +/– 0,7	4,6 +/– 1,4	7,6 +/– 2,6

Mittelwert +/– Vertrauensbereich (95%)

Diese Stabilisierung des Q_{Ly} war auch bei der Ringer-Laktat-behandelten Gruppe festzustellen. Dies drückte sich in einer Abflachung des Anstieges innerhalb der 2. Therapiestunde aus. Ein Plateau wurde in der letzten Therapiestunde (T300) mit einem mittleren Wert von 7,34 ± 2,36 ml erreicht. Die Endwerte beider Gruppen zeigten einen erheblichen Anstieg gegenüber den Ausgangswerten (Gruppe R + 186%; Gruppe P + 81%). Obwohl die mikrovaskulären Drücke in der elektrolytbehandelten Gruppe mit 13,3 mmHg etwas niedriger als in der proteinbehandelten Gruppe waren, lag der letzte Lymphwert um 68% über dem Wert der Gruppe P (Abb. 26 u. Tabelle 8).

Proteine in Lymphe und Plasma

Gesamtproteine

- Plasmaproteinkonzentration

Basis und Kontrollgruppe. Der mittlere Ausgangswert für alle Tiere lag mit 63,4 ± 1,8 mg/ml im Bereich der Normwerte bei Schafen (Altmann u. Dittmer 1974). Über die Versuchsdauer von 9 h sank der Wert in der Kontrollgruppe auf 88% des Ausgangswertes (51,1 ± 5,3 mg/ml) stetig ab. Ein solcher Abfall war in gleicher Größenordnung auch beim Lymphfluß und den intravaskulären Drücken festzustellen.

Schock. Die periodischen Veränderungen, für die intravasalen Drücke und den Lymphfluß im Schock beschrieben, wirkten sich in typischer Weise auch auf das Plasmaproteinverhalten aus. Am stärksten fiel ein sehr rascher Konzentrationsabfall innerhalb der ersten 90 min nach Schockbeginn auf 76% des Basiswertes auf (48,2 ± 6,8 bzw. 47,6 ± 6,1 mg/ml). Für den gleichen Zeitraum wurde eine signifikante Minderung der Lymphmenge beobachtet. Dieser Abfall war von einem leichten Wiederanstieg auf 51,4 ± 8,4 mg/ml (80% des Basiswertes) gefolgt, der jedoch nur etwa 1 h andauerte. Ein erneuter Abfall auf 47,3 ± 6,1 mg/ml (72% des Basiswertes), bis zum Therapiebeginn anhaltend, folgte. Dieser wellenförmige Verlauf war für sämtliche Proteine zu beobachten (Abb. 27 – schematische Darstellung).

Therapie-Gruppe P. Die Zuführung von Plasmaproteinlösung wirkte sich in einem sofortigen Anstieg von Pl_{Prot} aus. Die rasch verabreichte Anfangsmenge führte dazu, daß nach einer Stunde der Anstieg bereits zu 2/3 erfolgt war. Ab der 2. h in der Therapie flachte der Verlauf etwas ab und erreichte zu Beginn der 3. h ein Plateau (63,02 ± 6,6 mg/ml). Dieses Plateau stellte sich unter einer anhaltenden Zufuhr der Plasmaproteinlösung (7,1 ml/kg KG) ein. Trotz massiver Proteinzufuhr lag der Endwert schließlich nicht höher als der Ausgangswert.

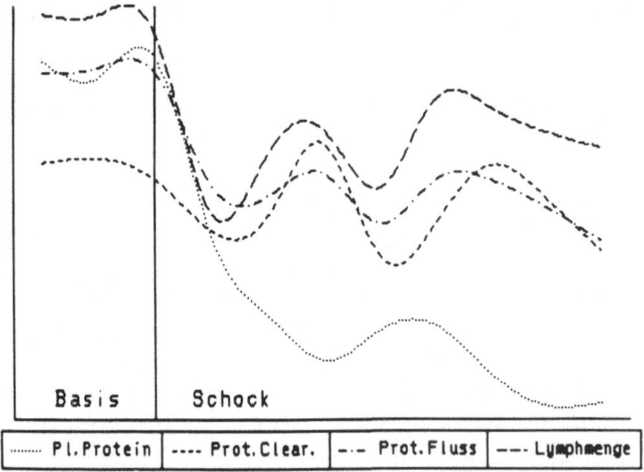

Abb. 27. Periodik und Phasenverschiebung der Plasmaproteinkonzentration, der Proteinclearance, des Proteinflusses und der Lymphmenge im Schock

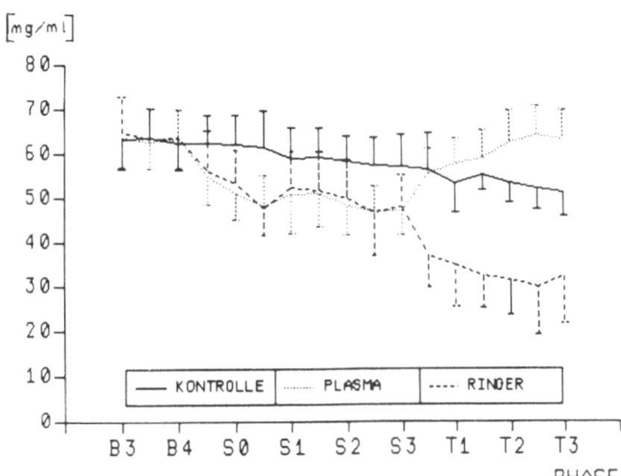

Abb. 28. Ausgangsbasis und Verlauf der Plasmaproteinkonzentration (Pl_{Prot} ± SE) während des Schocks und der Therapie

Therapie-Gruppe R. Der Verlauf von Pl_{Prot}, unter der Zufuhr kristalloider Lösungen, verhielt sich spiegelbildlich zur Gruppe P. Einem besonders steilen Abfall innerhalb der ersten 30 min, auf 80% des letzten Wertes der Schockphase, folgte ein etwas flacherer Abfall in der 2. Therapiestunde.

Unter anhaltender Zufuhr von 38,4 ml/kg KG Ringer-Laktat-Lösung je 30 min wurde dann ein Plateau erreicht, dem in der letzten Therapiestunde sogar ein leichter Wiederanstieg der Konzentration der Plasmaproteine folgte. Der Endwert lag mit 32,4 ± 10,7 mg/ml bei 50% des Ausgangswertes. Die zum Ausgangswert wiederhergestellte Proteinkonzentration in der Gruppe P war signifikant von der Kontrollgruppe verschieden, da diese – wie beschrieben – über den Versuchsablauf abfiel. Die niedrigen Werte nach Elektrolyttherapie waren von denen der beiden anderen Gruppen signifikant verschieden (Abb. 28 u. Tabelle 9).

- Lymphproteinkonzentration

Basis und Kontrollgruppe. Die mittlere Konzentration von 42,2 ± 1,21 mg/ml entsprach den Werten der Literatur (Staub 1974). Ly_{Prot} zeigte in der Kontrollgruppe einen Abfall in ähnlicher Größenordnung wie Pl_{Prot}.

Schock. Die Lymphproteinkonzentration bei den Tieren, die einem Schock unterzogen wurden, war von dem Wert der Kontrollgruppe nicht verschieden. Obwohl sich die Lymphmengen verminderten, stieg die Konzentration der Proteine in der Lymphe nicht an. Am Ende der Schockperiode waren die Proteinwerte auf etwa 80% des Ausgangswertes abgefallen (32,86 ± 6,0 und 33,4 ± 6,1 mg/ml).

Therapie-Gruppe P. Der beschriebene massive Anstieg der Plasmaproteine wirkte sich in der Lymphe sehr rasch und deutlich aus. Nach 1 h war die Konzentration um 8 mg/ml angestiegen, die Hälfte des Gesamtanstieges war zu dieser Zeit bereits erreicht (Pl_{Prot}: 2/3 des Anstiegs). Auch beim Anstieg von Ly_{Prot} wurde eine Zeitverzögerung um etwa 15–30 min deutlich.

Ähnlich wie Pl_{Prot} wurde in der 2. und 3. Therapiestunde der Anstieg allmählich flacher. Der Endwert lag mit 48,1 ± 6,8 mg/ml um 15 mg/ml über dem letzten Wert der Schockphase.

Tabelle 9. Plasmaproteinkonzentration und Lymphe-Plasma-Verhältnis des Proteins

Meßzeitpunkt	Gruppe K	Gruppe P	Gruppe R
a) Plasmakonzentration [mg/ml]			
B300	63,1 +/– 6,5	63,5 +/– 6,5	64,7 +/– 8,4
B330	63,6 +/– 6,5	62,7 +/– 6,2	63,2 +/– 6,8
B400	62,3 +/– 5,8	63,5 +/– 6,3	63,5 +/– 6,7
HS00	62,2 +/– 6,4	54,9 +/– 6,3	56,2 +/– 8,9
S000	▲ 62,1 +/– 6,5	51,0 +/– 5,9	53,1 +/– 7,5
S030	★ 61,4 +/– 7,9	48,3 +/– 6,8	47,7 +/– 6,1
S100	58,7 +/– 7,0	50,7 +/– 8,6	52,3 +/– 8,1
S130	59,1 +/– 6,7	51,1 +/– 7,5	51,6 +/– 8,8
S200	58,2 +/– 5,6	48,1 +/– 6,3	49,8 +/– 8,8
S230	57,4 +/– 6,2	46,9 +/– 5,8	46,7 +/– 9,7
S300	▲ 56,9 +/– 7,3	46,9 +/– 5,2	47,8 +/– 7,3
T030	■ 56,4 +/– 8,0	• 55,3 +/– 5,6	36,9 +/– 7,2
T100	■ 53,3 +/– 6,7	• 57,5 +/– 5,9	35,0 +/– 9,4
T130	■ 55,2 +/– 3,5	• 58,8 +/– 6,2	32,3 +/– 7,1
T200	■ 53,1 +/– 4,3	• 62,2 +/– 7,3	31,4 +/– 7,8
T230	★ 52,0 +/– 4,6	• 63,9 +/– 6,5	29,7 +/– 10,6
T300	★ 51,1 +/– 5,3	• 63,0 +/– 6,3	32,5 +/– 10,7
b) Lymphe-Plasma-Verhältnis			
B300	0,69 +/– 0,09	0,68 +/– 0,04	0,65 +/– 0,09
B330	0,66 +/– 0,11	0,68 +/– 0,03	0,67 +/– 0,07
B400	0,66 +/– 0,08	0,67 +/– 0,02	0,65 +/– 0,07
HS00	0,65 +/– 0,08	0,75 +/– 0,05	0,74 +/– 0,10
S000	0,65 +/– 0,06	0,79 +/– 0,06	0,76 +/– 0,06
S030	0,66 +/– 0,08	0,81 +/– 0,07	0,80 +/– 0,09
S100	0,66 +/– 0,07	0,77 +/– 0,06	0,74 +/– 0,09
S130	0,64 +/– 0,06	0,73 +/– 0,05	0,74 +/– 0,09
S200	0,65 +/– 0,10	0,74 +/– 0,06	0,75 +/– 0,06
S230	0,61 +/– 0,09	0,76 +/– 0,06	0,76 +/– 0,09
S300	0,61 +/– 0,10	0,71 +/– 0,08	0,70 +/– 0,07
T030	■ 0,63 +/– 0,12	• 0,65 +/– 0,08	0,86 +/– 0,07
T100	■ 0,64 +/– 0,11	0,71 +/– 0,07	0,83 +/– 0,13
T130	0,61 +/– 0,09	0,73 +/– 0,10	0,72 +/– 0,11
T200	0,62 +/– 0,13	0,72 +/– 0,07	0,66 +/– 0,09
T230	0,65 +/– 0,09	• 0,73 +/– 0,08	0,57 +/– 0,10
T300	■ 0,64 +/– 0,08	• 0,76 +/– 0,08	0,47 +/– 0,07

Mittelwert +/– Vertrauensbereich (95%)

Im Gegensatz zu Pl_{Prot} lagen die Lymphproteinkonzentrationen zum Therapieende 12% über den Ausgangswerten. Im Vergleich zur Kontrollgruppe waren die Werte sogar 47% höher. Dieser Unterschied war signifikant. Der Anstieg der Lymphkonzentration flachte in der letzten Therapiestunde soweit ab, daß von einem Plateau gesprochen werden kann.

Therapie-Gruppe R. Auch hier fanden sich spiegelbildliche Verhältnisse zur Gruppe P. Der Abfall der Plasmaproteinkonzentration wirkte sich mit einer 15minütigen Zeitverschiebung in der

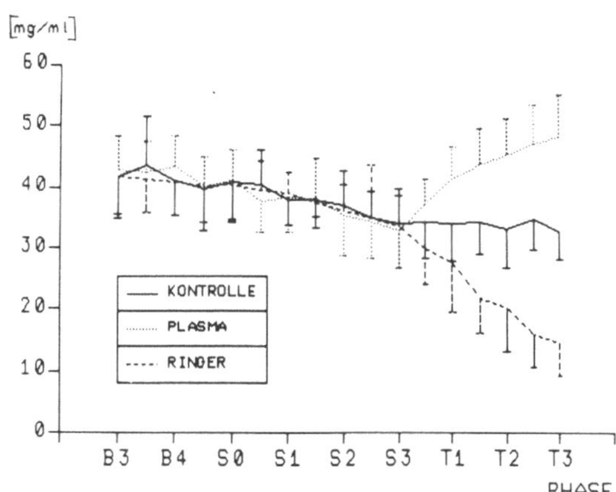

Abb. 29. Ausgangsbasis und Verlauf der Lymphproteinkonzentration ($Ly_{Prot} \pm SE$) während des Schocks und der Therapie

Lymphe aus. Nach 1 h und 15 min war die Lymphkonzentration auf 50% abgefallen. In den letzten 45 min der Therapie bildete sich ein Plateau mit 15,6 ± 6,9 mg/ml. Dieser Wert betrug nur ein Drittel des Ausgangswertes und fiel damit relativ stärker ab als die Plasmaproteinkonzentration. Die Ly_{Prot}-Werte waren in der Therapiephase bei allen Gruppen signifikant verschieden (Abb. 29 u. Tabelle 10).

- Transkapillärer Proteinfluß

Basis und Kontrollgruppe. 230 ± 17 mg/30 min Protein bewegten sich aus dem Intravasalraum in und durch das Interstitium der Lunge. Dem niedrigeren Plasmaproteinwert folgend fiel dieser Wert in der Kontrollgruppe auf 74% des Ausgangswertes ab.

Schock. Da die Proteinkonzentration in der Lymphe während der Schockphase keine Schwankungen zeigte, wurde der Proteinfluß im wesentlichen durch die unterschiedlichen Lymphmengen bestimmt. Da diese – wie beschrieben – wellenförmig verliefen, war dieses Verhalten auch für den Proteinfluß festzustellen. Nach erfolgtem Flüssigkeitseinstrom in das Gefäßbett nahm die Lymphmenge wieder zu und Protein wurde aus dem Interstitium in den Intravasalraum zurückgeführt. Wie zu beobachten war, stieg die Plasmakonzentration zeitversetzt zum Anstieg des Proteinflusses wieder an.

Therapie. Vor allem der unterschiedlich rasche Anstieg des Lymphflusses unter Protein- oder Elektrolytzufuhr war für das unterschiedliche Verhalten der Proteinströme in beiden Gruppen verantwortlich. 30 min nach Therapiebeginn war der Proteinfluß in der elektrolytbehandelten Gruppe um nahezu 50% gegenüber der Schockphase angestiegen. In der Gruppe P betrug der Anstieg zu diesem Zeitpunkt lediglich 27%. Die Proteinbewegung aus dem Gefäß durch das Interstitium in die Lymphe erfolgte in der Gruppe R deutlich schneller. 1 h nach Therapiebeginn lag der Proteinfluß schließlich in der Gruppe P mit 362 ± 125 gegenüber 330 ± 92 mg/30 min höher. In der Gruppe P stieg der Proteinfluß durch die Kapillarmembran und das Interstitium anhaltend weiter an und erreichte erst in der letzten Therapiestunde ein Plateau um 430 mg/30 min. Ab dem Zeitpunkt T100, nach Erreichen eines Spitzenwertes, fiel der Proteinfluß in der Gruppe R ständig ab. Mit 209 ± 74 mg/30 min erreichte dieser Wert am Ende der

Tabelle 10. Lymphproteinkonzentration (mg/ml)

Meßzeitpunkt	Gruppe K				Gruppe P				Gruppe R		
B300		41,7	+/–	6,8		42,9	+/–	5,4	41,7	+/–	6,1
B315		40,3	+/–	6,2		42,7	+/–	5,1	42,4	+/–	6,1
B330		43,5	+/–	7,9		42,3	+/–	5,0	41,3	+/–	5,4
B345		41,2	+/–	7,1		42,4	+/–	5,1	41,4	+/–	6,3
B400		41,1	+/–	5,7		43,3	+/–	4,9	40,7	+/–	5,3
B415		40,6	+/–	6,1		42,1	+/–	4,8	41,4	+/–	5,3
HS00		39,6	+/–	6,7		40,1	+/–	4,9	40,0	+/–	5,8
HS15		40,0	+/–	6,3		39,7	+/–	5,2	39,6	+/–	5,1
S000		40,8	+/–	6,6		41,0	+/–	5,1	40,2	+/–	5,5
S015		39,4	+/–	5,7		39,5	+/–	5,9	39,6	+/–	5,7
S030		40,4	+/–	5,6		37,6	+/–	5,0	39,4	+/–	4,7
S045		38,4	+/–	5,6		38,6	+/–	5,1	38,2	+/–	4,2
S100		37,9	+/–	4,2		38,4	+/–	5,8	39,0	+/–	3,5
S115		37,9	+/–	4,9		37,2	+/–	5,9	37,5	+/–	2,7
S130		37,8	+/–	4,5		38,1	+/–	6,5	37,4	+/–	2,4
S145		38,1	+/–	5,8		36,3	+/–	6,0	37,9	+/–	5,1
S200		37,0	+/–	5,7		35,3	+/–	6,7	36,1	+/–	4,2
S215		34,0	+/–	4,7		37,1	+/–	5,0	35,4	+/–	5,8
S230		34,9	+/–	4,3		34,2	+/–	6,0	35,0	+/–	8,5
S245		34,3	+/–	4,4		33,9	+/–	5,9	32,8	+/–	4,6
S300		33,9	+/–	4,7		32,9	+/–	6,1	33,4	+/–	6,2
T015		35,4	+/–	6,1		33,6	+/–	5,5	32,9	+/–	4,5
T030		34,2	+/–	5,9		37,2	+/–	4,0	29,9	+/–	6,0
T045		32,9	+/–	5,6	•	40,3	+/–	4,0	29,6	+/–	7,6
T100		33,9	+/–	6,1	•	41,2	+/–	5,3	27,5	+/–	8,1
T115	▲	32,3	+/–	4,8	•	41,7	+/–	5,8	25,3	+/–	8,2
T130	★	34,2	+/–	5,3	•	43,4	+/–	6,0	21,6	+/–	5,5
T145	★	32,5	+/–	6,7	•	43,9	+/–	6,0	21,8	+/–	6,2
T200	★	33,0	+/–	6,3	•	45,0	+/–	6,1	20,1	+/–	6,9
T215	★	32,4	+/–	4,3	•	46,3	+/–	6,5	19,5	+/–	7,2
T230	★	34,7	+/–	4,9	•	46,8	+/–	6,4	15,8	+/–	5,2
T245	★	32,4	+/–	6,3	•	47,2	+/–	6,3	16,4	+/–	6,7
T300	★	32,7	+/–	4,6	•	48,1	+/–	6,8	14,5	+/–	5,2

Mittelwert +/– Vertrauensbereich (95%)

Therapiephase ein Minimum. Allerdings lag selbst dieser Wert noch um 25% über dem der Kontrollgruppe. Die Werte der Proteingruppe lagen um 160% höher als die der Kontrollgruppe (Abb. 30 u. Tabelle 11).

• Kolloidosmotischer Druck der Proteine in Plasma und Lymphe

Der kolloidosmotische Druck (π) zeigte in Lymphe und Plasma unterschiedliche Beziehungen zur Proteinkonzentration (Abb. 31). Wie ersichtlich ist, wirken sich gleichgroße absolute Änderungen der Proteinkonzentration in der Lymphe stärker auf den kolloidosmotischen

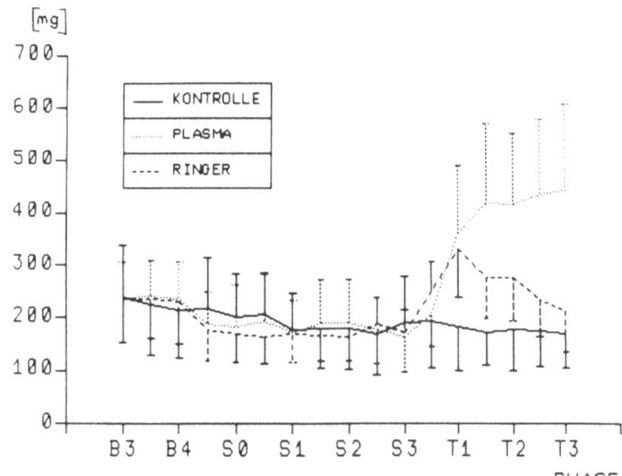

Abb. 30. Ausgangsbasis und Verlauf des transkapillären Proteinflusses ($Flow_{Prot}$ ± SE) während des Schocks und der Therapie

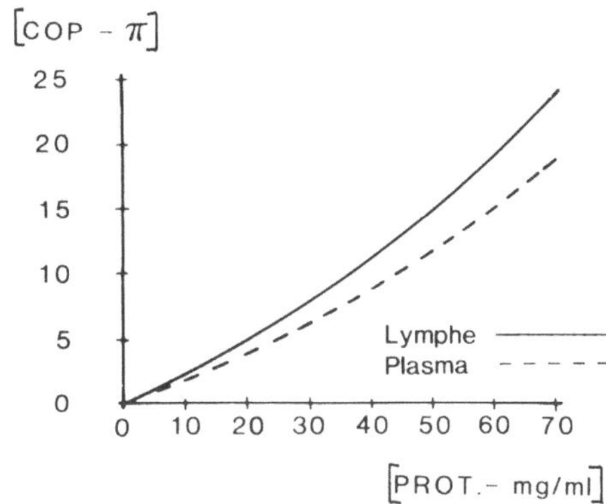

Abb. 31. Kolloidosmotischer Druck der Proteine in Plasma und Lymphe (π) in Abhängigkeit von der Proteinkonzentration

Druck aus als im Plasma. Da die Beziehungen außerdem nichtlinear sind, potenzieren sich Proteinkonzentrationsänderungen in der Auswirkung auf den kolloidosmotischen Druck.

Die Lymphproteinwerte in der Kontrollgruppe fielen daher um 22% ab, während die kalkulierten Werte des kolloidosmotischen Drucks um 28% abfielen. Ein Anstieg der Eiweißwerte in der Lymphe nach Proteintherapie auf 112% des Ausgangswertes führte zu einer Erhöhung des kolloidosmotischen Druckes auf 118% des Ausgangswertes. Die Änderung um 1 mg/ml ließ den kolloidosmotischen Druck bei höheren Proteinkonzentrationen um 0,4 mmHg ansteigen oder abfallen.

Der therapiebedingte Abfall der Plasmaproteinkonzentrationen auf 50% des Ausgangswertes führte umgekehrt zu einer Verminderung des kolloidosmotischen Drucks auf 43%. Dem Abfall der Proteine in der Lymphe um 67% gegenüber dem Ausgangswert folgte ein ebenfalls stärkerer Abfall der kolloidosmotischen Drücke um 71% (Tabelle 12).

- Kolloidosmotische Druckdifferenz zwischen Intra- und Extravasalraum

Basis und Kontrollgruppe. Die kolloidosmotische Druckdifferenz für alle Gruppen betrug in der Basiszeit im Mittel 4,8 ± 1,5 mmHg. Da in der Kontrollgruppe die intravasalen Proteinkon-

Tabelle 11. Transkapillärere Proteinfluß und Proteinclearance

Meßzeitpunkt	Gruppe K	Gruppe P	Gruppe R
a) Transkapillärer Proteinfluß [mg/30 min]			
B300	238,2 +/− 98,7	236,5 +/− 69,3	235,5 +/− 83,1
B330	223,2 +/− 93,4	238,8 +/− 70,2	233,9 +/− 73,9
B400	212,4 +/− 87,8	235,1 +/− 71,9	229,0 +/− 78,5
HS00	215,1 +/− 99,9	186,8 +/− 62,4	176,8 +/− 59,0
S000	200,4 +/− 80,8	181,5 +/− 79,2	167,5 +/− 52,6
S030	205,6 +/− 75,7	191,2 +/− 94,8	163,0 +/− 50,0
S100	176,6 +/− 67,9	169,9 +/− 61,4	169,4 +/− 53,6
S130	179,4 +/− 75,5	188,6 +/− 82,2	165,3 +/− 48,5
S200	180,1 +/− 77,4	188,4 +/− 84,6	164,2 +/− 47,2
S230	168,9 +/− 77,4	176,2 +/− 64,4	186 +/− 51,7
S300	188,7 +/− 89,1	161,8 +/− 63,8	169,9 +/− 43,2
T030	191,1 +/− 86,4	206,7 +/− 62,1	248,7 +/− 56,8
T100	▲ 181,2 +/− 81,3	362,8 +/− 125,2	330,7 +/− 92,2
T130	▲ 170,7 +/− 61,9	418,0 +/− 151,0	273,7 +/− 76,7
T200	▲ 176,3 +/− 76,9	414,07 +/− 136,7	275,7 +/− 82,5
T230	▲ 173,0 +/− 65,5	• 434,4 +/− 142,2	232,6 +/− 70,7
T300	▲ 168,1 +/− 63,8	• 441,4 +/− 164,0	209,5 +/− 74,5
b) Proteinclearance [ml/30 min]			
B300	3,7 +/− 1,4	3,8 +/− 1,2	3,9 +/− 1,7
B330	3,5 +/− 1,3	3,8 +/− 1,1	3,9 +/− 1,4
B400	3,4 +/− 1,2	3,7 +/− 1,1	3,8 +/− 1,5
HS00	3,4 +/− 1,3	3,5 +/− 1,1	3,3 +/− 1,3
S000	3,2 +/− 1,0	3,5 +/− 1,4	3,3 +/− 1,2
S030	3,3 +/− 1,0	3,9 +/− 1,5	3,9 +/− 1,1
S100	3,0 +/− 0,9	3,4 +/− 1,0	3,3 +/− 1,1
S130	3,0 +/− 1,1	3,5 +/− 1,1	3,4 +/− 1,3
S200	3,1 +/− 1,2	3,8 +/− 1,2	3,5 +/− 1,2
S230	2,9 +/− 1,3	3,6 +/− 0,9	4,2 +/− 1,4
S300	3,4 +/− 1,6	3,4 +/− 1,0	3,7 +/− 1,1
T030	■ 3,5 +/− 1,6	• 3,9 +/− 1,4	7,1 +/− 1,8
T100	■ 3,4 +/− 1,5	• 6,5 +/− 2,4	10,0 +/− 3,2
T130	★ 3,0 +/− 1,3	7,3 +/− 2,8	8,8 +/− 2,2
T200	★ 3,4 +/− 1,5	6,7 +/− 2,0	9,1 +/− 2,5
T230	■ 3,4 +/− 1,3	6,8 +/− 2,2	7,9 +/− 3,8
T300	▲ 3,3 +/− 1,2	7,0 +/− 2,4	6,9 +/− 2,7

Mittelwert +/− Vertrauensbereich (95%)

zentrationen bei einströmender Flüssigkeit etwas stärker abfielen als die interstitiellen Proteine, sank auch der Druckgradient auf 84% des Ausgangswertes ab. Bei abfallenden intravasalen hydrostatischen Drücken war intravasal eine geringere Rückhaltekraft erforderlich.

Schock. Dieser Effekt war in der Schockphase noch deutlicher festzustellen. Durch Absinken der intravasalen mikrovaskulären Kräfte strömte Flüssigkeit ein. Niedrigere intravasale Prote-

Tabelle 12. Kolloidosmotischer Druck des Proteins in Plasma und Lymphe

Meßzeitpunkt		Gruppe K				Gruppe P			Gruppe R		
a) Kolloidosmotischer Druck des Proteins (Plasma) [mmHg]											
B300		16,8	+/–	2,4		16,9	+/–	2,4	17,5	+/–	3,2
B330		16,9	+/–	2,4		16,7	+/–	2,3	16,8	+/–	2,5
B400		16,4	+/–	2,1		17,0	+/–	2,4	16,9	+/–	2,6
HS00		16,4	+/–	2,3		13,9	+/–	2,1	14,4	+/–	3,1
S000	▲	16,4	+/–	2,3		12,6	+/–	1,8	13,4	+/–	2,6
S030	★	16,2	+/–	2,8		11,8	+/–	2,1	11,5	+/–	1,8
S100		15,2	+/–	2,4		12,7	+/–	2,9	13,1	+/–	2,9
S130		15,3	+/–	2,3		12,7	+/–	2,6	12,9	+/–	3,1
S200		15,0	+/–	1,9		11,7	+/–	2,1	12,4	+/–	2,9
S230		14,7	+/–	2,1		11,3	+/–	1,9	11,4	+/–	3,1
S300	▲	14,6	+/–	2,4		11,3	+/–	1,6	11,6	+/–	2,3
T030	■	14,4	+/–	2,7	●	14,0	+/–	1,9	8,5	+/–	2,1
T100	■	13,3	+/–	2,1	●	14,8	+/–	2,1	8,0	+/–	2,7
T130	■	13,9	+/–	1,2	●	15,3	+/–	2,3	7,2	+/–	1,8
T200	■	13,2	+/–	1,4	●	16,5	+/–	2,7	7,0	+/–	2,0
T230	★	12,9	+/–	1,4	●	17,1	+/–	2,5	6,7	+/–	2,8
T300	★	12,6	+/–	1,7	●	16,8	+/–	2,4	7,4	+/–	2,8
b) Kolloidosmotischer Druck des Proteins (Lymphe) [mmHg]											
B300		11,9	+/–	2,6		12,4	+/–	2,1	11,9	+/–	2,3
B330		12,7	+/–	2,9		12,1	+/–	1,8	11,8	+/–	2,0
B400		11,7	+/–	2,1		12,5	+/–	1,9	11,6	+/–	2,0
HS00		11,2	+/–	2,6		11,3	+/–	1,8	11,3	+/–	2,2
S000		11,6	+/–	2,5		11,7	+/–	1,8	11,4	+/–	2,0
S030		11,4	+/–	2,1		10,5	+/–	1,8	11,0	+/–	1,7
S100		10,5	+/–	1,5		10,8	+/–	2,0	10,8	+/–	1,3
S130		10,5	+/–	1,6		10,7	+/–	2,3	10,3	+/–	0,8
S200		10,2	+/–	2,0		9,8	+/–	2,3	9,9	+/–	1,5
S230		9,5	+/–	1,5		9,4	+/–	2,1	9,7	+/–	3,1
S300		9,2	+/–	1,6		8,9	+/–	2,1	9,1	+/–	2,1
T030		9,3	+/–	2,0		10,3	+/–	1,4	7,9	+/–	2,0
T100		9,2	+/–	2,1	●	11,8	+/–	1,9	7,3	+/–	2,7
T130	★	9,3	+/–	1,8	●	12,6	+/–	2,3	5,5	+/–	1,6
T200	★	8,9	+/–	2,1	●	13,2	+/–	2,3	5,1	+/–	2,0
T230	★	9,4	+/–	1,7	●	13,9	+/–	2,4	3,9	+/–	1,4
T300	★	9,8	+/–	1,5	●	14,5	+/–	2,7	3,5	+/–	1,3

Mittelwert +/– Vertrauensbereich (95%)

inkonzentrationen bei gleichbleibender Konzentration der interstitiellen Proteine führten zu einem Abfall des Druckgradienten auf ein Minimum von 0,96 ± 0,54 mmHg. In gleicher Weise, wie die intravasalen Proteinkonzentrationen wieder anstiegen, stellte sich auch der kolloidosmotische Druckgradient wieder her. Die Kräftepaare des hydrostatischen und kolloidosmotischen Drucks wirkten zur Aufrechterhaltung eines Gleichgewichtes gegensinnig.

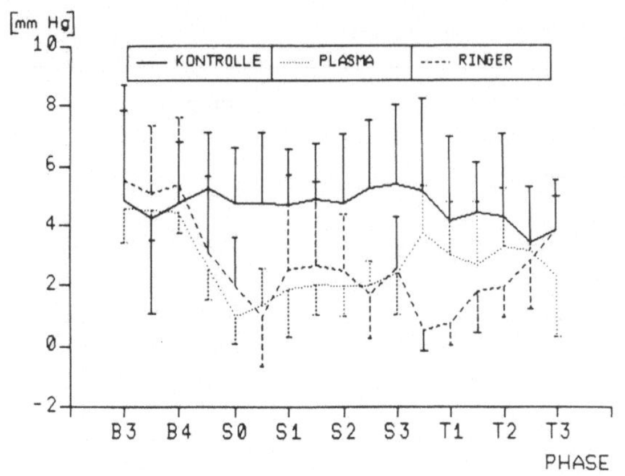

Abb. 32. Ausgangsbasis und Verlauf der kolloidosmotischen Druckdifferenz der Proteine zwischen Intra- und Extravasalraum ($\Delta\pi$ ± SE) während des Schocks und der Therapie

Therapie. Unter massiver Protein- bzw. Elektrolytzufuhr stieg der Gradient auf einen Maximalwert von 3,7 ± 1,6 mmHg bzw. fiel auf einen Minimalwert von 0,53 ± 0,7 mmHg ab. Nach Erreichen eines Steady state waren die kolloidosmotischen Druckgradienten nahezu gleich groß. Obwohl die absoluten Proteinkonzentrationsunterschiede zwischen Intra- und Extravasalraum in der Gruppe P mit 16,3 mg/ml gegenüber 13,9 mg/ml in der Gruppe R größer waren, war der Gradient des kolloidosmotischen Drucks in der Gruppe R mit 3,9 ± 1,6 sogar etwas größer als der Wert der Gruppe P mit 2,3 ± 1,9. Der Unterschied war jedoch nicht signifikant. Der Kontrollwert war identisch mit dem Wert der Ringer-Laktat-Gruppe (Abb. 32 u. Tabelle 13).

- Differenz des hydrostatischen Drucks und des kolloidosmotischen Druckgradienten

Basis und Kontrollgruppe. Aus der Differenz des hydrostatischen Drucks und des kolloidosmotischen Druckgradienten ergab sich in der Basiszeit ein aus dem Gefäß hinausweisender Kraftvektor von 3,8 ± 1,3 mmHg. Der mittlere Ausgangswert der Kontrollgruppe von 4,1 ± 2,7 mmHg blieb bis zum Ende des Versuchs mit geringen Schwankungen bestehen. Endwert: 4,15 ± 2,4 mmHg.

Schock. Dem initial abgefallenen mikrovaskulären Druck wurde durch eine rasch eintretende Vergrößerung des kolloidosmotischen Druckgradienten entgegengewirkt. Die Nettokraft blieb gleich. Dennoch resultierte zu dieser Zeit ein Lymphflußabfall. Während der folgenden Schockzeit stieg der Druckgradient sogar auf einen mittleren Wert von 6,2 ± 1,7 mmHg an. Die Menge des Lymphflusses folgte dieser Gradientenveränderung nicht. Dieser Anstieg resultierte aus einem gleichzeitigen Anstieg des mikrovaskulären Drucks infolge der Pulmonalarteriendrucksteigerung und der anhaltend vergrößerten kolloidosmotischen Druckdifferenz im Schock.

Therapie. Trotz erheblicher Proteinkonzentrationsänderungen im Plasma in der initialen Therapiephase änderten sich die Werte des Gradienten nur wenig (Gruppe P: 12,5 ± 3,6 mmHg; Gruppe R: 13,0 ± 3,5 mmHg). In der Initialphase wurde die größere kolloidosmotische Druckdifferenz der Gruppe P durch einen ebenfalls höheren Wert des mikrovaskulären Drucks wieder wettgemacht.

Tabelle 13. Kolloidosmotische Druckdifferenz für Protein und Albumin zwischen Intra- und Extravasalraum

Meßzeitpunkt	Gruppe K	Gruppe P	Gruppe R
a) Kolloidosmotische Druckdifferenz für Protein [mmHg]			
B300	4,8 +/– 3,0	4,5 +/– 1,1	5,5 +/– 3,2
B330	4,3 +/– 3,2	4,5 +/– 1,0	5,1 +/– 2,3
B400	4,7 +/– 2,0	4,4 +/– 0,7	5,4 +/– 2,3
HS00	5,2 +/– 1,9	2,6 +/– 1,0	3,1 +/– 2,6
S000	★ 4,8 +/– 1,8	1,0 +/– 0,9	2,0 +/– 1,6
S030	★ 4,8 +/– 2,4	1,3 +/– 1,2	1,0 +/– 1,6
S100	4,7 +/– 1,9	1,9 +/– 1,6	2,5 +/– 3,2
S130	4,9 +/– 1,9	2,0 +/– 1,0	2,6 +/– 2,8
S200	▲ 4,8 +/– 2,3	2,0 +/– 1,0	2,5 +/– 1,9
S230	★ 5,2 +/– 2,3	2,0 +/– 0,8	1,7 +/– 1,5
S300	▲ 5,4 +/– 2,6	2,4 +/– 1,4	2,6 +/– 1,7
T030	■ 5,2 +/– 3,1	● 3,7 +/– 1,6	0,5 +/– 0,7
T100	■ 4,1 +/– 2,8	3,0 +/– 1,8	0,7 +/– 0,7
T130	4,5 +/– 1,6	2,7 +/– 2,2	1,8 +/– 1,4
T200	4,3 +/– 2,7	3,3 +/– 2,0	1,9 +/– 1,0
T230	3,4 +/– 1,8	3,1 +/– 2,1	2,8 +/– 1,6
T300	3,8 +/– 1,1	2,3 +/– 2,0	3,9 +/– 1,7
b) Kolloidosmotische Druckdifferenz für Albumin [mmHg]			
B300	2,9 +/– 1,6	2,8 +/– 1,6	3,2 +/– 1,3
B330	3,3 +/– 1,7	2,9 +/– 1,3	3,4 +/– 1,6
B400	3,2 +/– 1,8	3,0 +/– 1,6	3,4 +/– 2,2
HS00	3,1 +/– 1,6	2,2 +/– 0,7	2,5 +/– 0,8
S000	▲ 2,7 +/– 1,7	1,0 +/– 0,7	1,7 +/– 0,8
S030	▲ 2,7 +/– 1,8	1,0 +/– 0,7	1,2 +/– 0,9
S100	2,8 +/– 2,1	1,2 +/– 0,8	1,5 +/– 0,6
S130	2,8 +/– 2,0	1,6 +/– 1,0	1,8 +/– 0,9
S200	▲ 3,1 +/– 1,5	1,4 +/– 0,8	1,5 +/– 1,0
S230	▲ 3,2 +/– 1,4	1,7 +/– 0,8	2,1 +/– 0,8
S300	2,9 +/– 1,2	1,8 +/– 0,9	2,3 +/– 0,8
T030	▲ 2,6 +/– 1,1	● 4,1 +/– 1,8	0,3 +/– 1,2
T100	2,5 +/– 1,1	2,2 +/– 2,8	1,2 +/– 0,7
T130	2,9 +/ 1,6	1,9 +/ 2,8	1,5 +/ 0,9
T200	2,4 +/– 1,4	2,9 +/– 2,6	1,3 +/– 1,2
T230	2,1 +/– 1,4	2,2 +/– 3,0	2,2 +/– 0,7
T300	2,3 +/– 1,4	1,8 +/– 3,0	2,6 +/– 1,3

Mittelwert +/– Vertrauensbereich (95%)

Die Werte der letzten h lagen bei 11,8 ± 2,9 mmHg für die proteinbehandelten Tiere und 9,9 ± 2,4 mmHg für die elektrolytbehandelten Tiere. Trotz eines größeren nach außen weisenden Vektors der Gruppe P war der Lymphfluß in dieser Gruppe wesentlich niedriger als in der Gruppe R. Die Unterschiede dieser Gradienten zum Ende der Therapie beruhten v. a. auf den unterschiedlichen Werten des mikrovaskulären Drucks, da die kolloidosmotischen Druckdifferenzen nahezu gleich waren (Abb. 33 u. Tabelle 14).

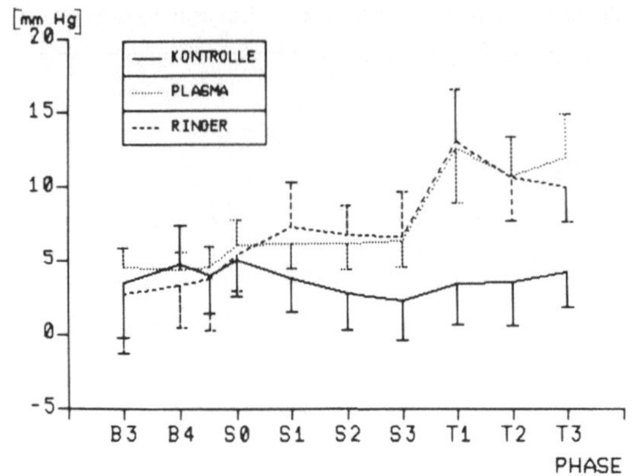

Abb. 33. Ausgangsbasis und Verlauf der Differenz des hydrostatischen und kolloidosmotischen Druckgradienten ($\Delta p - \Delta\pi \pm SE$) während des Schocks und der Therapie

Tabelle 14. Differenz des hydrostatischen und des kolloidosmotischen Druckgradienten und Lungenwassermenge:

Meßzeitpunkt	Gruppe K				Gruppe P			Gruppe R		
a) Differenz des hydrostatischen und kolloidosmotischen Druckgradienten [mmHg]										
B300		3,5	+/–	3,7	4,5	+/–	1,3	2,7	+/–	4,0
B400		4,7	+/–	2,6	4,3	+/–	1,2	3,3	+/–	2,8
HS00		4,0	+/–	2,6	4,5	+/–	1,5	3,7	+/–	3,5
S000		5,0	+/–	2,4	6,0	+/–	1,7	5,3	+/–	2,4
S100		3,8	+/–	2,3	6,1	+/–	1,6	7,2	+/–	3,1
S200	⋆	2,7	+/–	2,4	6,1	+/–	1,8	6,7	+/–	2,0
S300	⋆	2,2	+/–	2,7	6,4	+/–	1,8	6,6	+/–	3,0
T100	⋆	3,4	+/–	2,8	12,6	+/–	3,6	13,0	+/–	3,5
T200	⋆	3,5	+/–	3,0	10,7	+/–	2,7	10,6	+/–	2,9
T300	⋆	4,2	+/–	2,4	11,9	+/–	3,0	9,9	+/–	2,4
b) Lungenwasserkonzentration [ml/kg KG]										
B300		8,56	+/–	0,77	8,28	+/–	0,71	8,47	+/–	0,85
B330		8,55	+/–	0,88	8,04	+/–	0,62	8,14	+/–	0,58
B400		8,06	+/–	1,35	8,03	+/–	0,56	8,12	+/–	0,68
HS00		8,03	+/–	0,99	7,76	+/–	0,87	7,70	+/–	0,68
S000		8,04	+/–	1,32	7,90	+/–	0,94	8,01	+/–	0,78
S100		7,86	+/–	0,89	8,12	+/–	0,79	7,69	+/–	0,38
S200		7,85	+/–	0,81	8,02	+/–	0,64	7,70	+/–	0,58
S300		7,70	+/–	0,75	8,06	+/–	0,91	7,47	+/–	0,90
T100		7,59	+/–	1,64	7,93	+/–	1,13	7,50	+/–	0,73
T200		7,44	+/–	0,87	8,37	+/–	0,80	7,41	+/–	0,78
T300	▲	7,19	+/–	0,94	8,40	+/–	0,79	7,52	+/–	0,60

Mittelwert +/– Vertrauensbereich (95%)

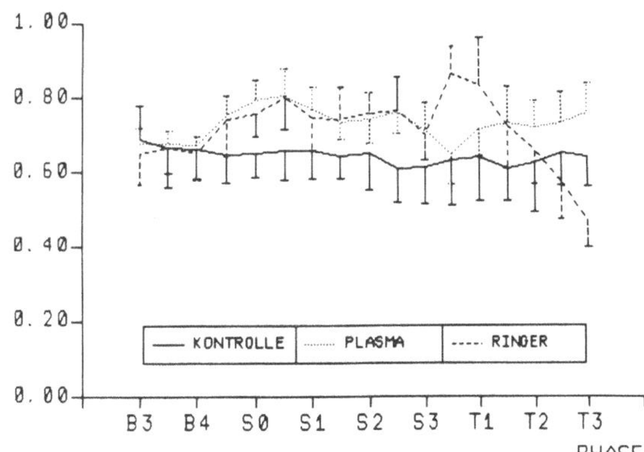

Abb. 34. Ausgangsbasis und Verlauf des Lymphprotein-Plasmaprotein-Verhältnisses (Ly_{Prot}/Pl_{Prot} ± SE) während des Schocks und der Therapie

- Verhältnis von Lymph- zu Plasmaproteinen

Basis und Kontrollgruppe. Der mittlere Ausgangswert von 0,67 ± 0,02 ist in Übereinstimmung mit der Literatur (Staub 1974). Da bei der Kontrollgruppe der Lymphproteingehalt stärker absank als der Plasmaproteingehalt, nahm das Verhältnis in der Kontrollgruppe um 6% auf 0,63 ab. Dieser Abfall diente der Aufrechterhaltung des kolloidosmotischen Druckgradienten.

Schock. Die Veränderung des Lymphe-Plasma-Verhältnisses waren auf Änderungen der Plasmaproteinkonzentrationen zurückzuführen. Durch einen starken Abfall der Plasmaproteinkonzentration stieg das Lymphe-Plasma-Verhältnis bis zum Zeitpunkt S030 im Mittel bis auf 0,77 ± 0,06 an. Durch den Wiederanstieg der Plasmaproteine fiel auch das Lymphe-Plasma-Verhältnis wieder ab, um am Ende der Schockphase schließlich bei 0,7 ± 0,07 und 0,69 ± 0,06 zu liegen.

Therapie. Die therapiebedingte starke Anhebung bzw. Absenkung der Plasmaproteinkonzentration bei verzögert reagierenden Lymphproteinkonzentrationen beeinflußte das Lymphe-Plasma-Verhältnis bis zum Zeitpunkt T130 sehr stark gegensinnig. Ab 1,5 h nach Therapiebeginn bildete sich für das Lymphe-Plasma-Verhältnis der Gruppe P ein Plateau (Endwert 0,75 ± 0,07). Dieses hohe Lymphe-Plasma-Verhältnis war bei gleichzeitig hohem Lymphfluß beachtenswert.

Vom Zeitpunkt T130 an, zu dem beide Gruppen mit 0,72 ± 0,09 gleich waren, fiel das Lymphe-Plasma-Verhältnis bei der Gruppe R linear bis zu einem Minimalwert von 0,46 ± 0,07 zum Ende der Therapie ab. Mit diesem niedrigen Lymphe-Plasma-Verhältnis wurde dem Ziel der Aufrechterhaltung eines kolloidosmotischen Druckgradienten Rechnung getragen. Der intravasale Proteinanteil war dabei verhältnismäßig größer als der extravasale Anteil (Abb. 34 u. Tabelle 9).

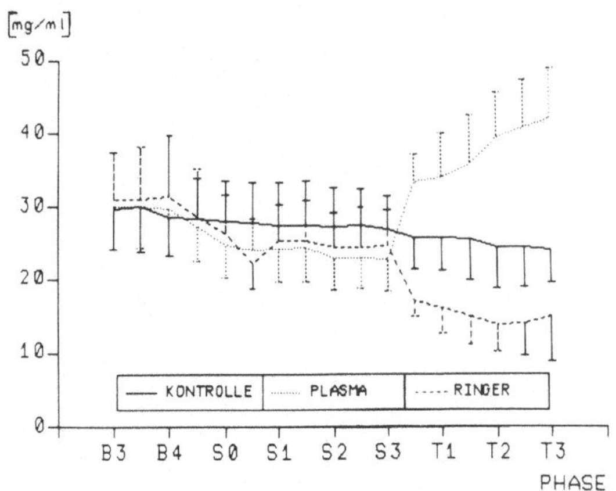

Abb. 35. Ausgangsbasis und Verlauf der Plasmaalbuminkonzentration (Pl_{Alb} ± SE) während des Schocks und der Therapie

Albumine

- Plasmaalbuminkonzentration

Basis und Schockperiode. Der Ausgangswert aller Gruppen betrug im Mittel 30,2 ± 1,74 mg/ml und entsprach den Angaben der Literatur (Staub 1974). Der Verlauf der Kontrollwerte und die Konzentration in der Schockphase war dem Verlauf der Proteinwerte vergleichbar.

Therapie. Abweichend von der Proteinkonzentration stieg der Albuminwert am Ende der Therapie auf einen 74% höheren Wert als in der Kontrollgruppe an. Mit 41,6 ± 6,9 mg/ml war der Endwert außerdem deutlich um 38% höher als der Ausgangswert in dieser Gruppe.

Der Abfall der Albuminkonzentration in der elektrolytbehandelten Gruppe deckte sich mit dem Verlauf der Proteinwerte (Abb. 35 u. Tabelle 15).

- Lymphalbuminkonzentration

Basis und Schockperiode. Von einem mittleren Wert von 20,2 ± 0,74 mg/ml ausgehend fielen die Albuminwerte der Kontrollgruppe um 0,55 mg/ml pro Versuchsstunde ab. Dieser Abfall deckte sich mit dem Verlauf der Proteinwerte.

Auch bei den Tiergruppen, die einem Schock unterworfen wurden, wichen die Verläufe nicht von denen der Proteinkonzentration in der Lymphe ab.

Therapie-Gruppe P. Nach einer gewissen zeitlichen Verzögerung stiegen die Albuminwerte in der Lymphe sehr rasch und sehr steil an. Nach der 1. Therapiestunde flachte sich dieser Anstieg etwas ab, blieb jedoch stetig bis zum Therapieende. Mit 38,1 ± 4,8 mg/ml lag dieser Endwert deutlich über den Ausgangswerten (+ 72%). Der Albumingehalt der Lymphe war mehr als doppelt so hoch wie in der Kontrollgruppe.

Therapie-Gruppe R. Der Konzentrationsabfall in der Lymphe unter Elektrolyttherapie war anfänglich etwas zögernd, um nach etwa 45 min deutlich manifest zu werden. Ab der 2. Therapiestunde wurde ein Plateau um 7 mg/ml erreicht. Dieser Wert betrug 30% des Ausgangswertes und lag um 61% unter dem der Kontrollgruppe (Abb. 36 u. Tabelle 16).

Tabelle 15. Plasmakonzentration und Lymphe-Plasma-Verhältnis des Albumins

Meßzeitpunkt	Gruppe K	Gruppe P	Gruppe R
a) Plasmakonzentration [mg/ml]			
B300	29,6 +/– 5,4	30,1 +/– 6,0	30,9 +/– 6,4
B330	29,9 +/– 6,1	30,0 +/– 5,6	31,0 +/– 7,1
B400	28,6 +/– 5,4	29,6 +/– 6,5	31,3 +/– 8,3
HS00	28,3 +/– 5,5	27,1 +/– 4,7	28,4 +/– 6,6
S000	27,9 +/– 5,5	24,7 +/– 4,5	26,1 +/– 5,4
S030	27,8 +/– 5,4	23,9 +/– 4,5	22,1 +/– 3,3
S100	27,3 +/– 6,0	24,2 +/– 4,5	25,3 +/– 4,8
S130	27,3 +/– 6,1	24,3 +/– 4,6	25,3 +/– 5,5
S200	27,2 +/– 5,3	22,8 +/– 4,3	24,3 +/– 4,7
S230	27,3 +/– 5,0	22,8 +/– 4,2	24,2 +/– 5,6
S300	26,7 +/– 4,5	22,6 +/– 4,4	24,6 +/– 4,9
T030	★ 25,7 +/– 4,3	● 33,2 +/– 3,9	16,9 +/– 2,1
T100	■ 25,6 +/– 4,6	● 33,9 +/– 5,9	15,9 +/– 3,3
T130	★ 25,6 +/– 5,9	● 35,7 +/– 6,6	14,9 +/– 3,8
T200	★ 24,3 +/– 5,7	● 39,3 +/– 6,1	13,8 +/– 3,7
T230	★ 24,4 +/– 5,6	● 40,7 +/– 6,4	13,8 +/– 4,2
T300	★ 23,9 +/– 4,6	● 41,7 +/– 7,0	14,9 +/– 6,1
b) Lymphe-Plasma-Verhältnis			
B300	0,78 +/– 0,09	0,80 +/– 0,09	0,78 +/– 0,06
B330	0,75 +/– 0,07	0,78 +/– 0,07	0,77 +/– 0,04
B400	0,76 +/– 0,07	0,78 +/– 0,06	0,76 +/– 0,05
HS00	0,75 +/– 0,07	0,80 +/– 0,06	0,79 +/– 0,07
S000	▲ 0,78 +/– 0,06	0,90 +/– 0,06	0,85 +/– 0,07
S030	▲ 0,76 +/– 0,10	0,92 +/– 0,05	0,86 +/– 0,09
S100	0,77 +/– 0,12	0,89 +/– 0,06	0,85 +/– 0,07
S130	0,77 +/– 0,10	0,85 +/– 0,07	0,83 +/– 0,07
S200	0,75 +/– 0,09	0,87 +/– 0,08	0,85 +/– 0,08
S230	0,71 +/– 0,09	0,81 +/– 0,07	0,78 +/– 0,04
S300	0,73 +/– 0,07	0,81 +/– 0,08	0,77 +/– 0,06
T030	■ 0,75 +/– 0,08	● 0,67 +/– 0,10	1,07 +/– 0,15
T100	0,75 +/– 0,07	0,88 +/– 0,14	0,89 +/– 0,18
T130	0,73 +/– 0,07	0,89 +/– 0,13	0,76 +/– 0,18
T200	0,76 +/– 0,07	0,87 +/– 0,11	0,70 +/– 0,23
T230	■ 0,77 +/– 0,07	● 0,90 +/– 0,13	0,54 +/– 0,16
T300	■ 0,77 +/– 0,11	● 0,92 +/– 0,12	0,49 +/– 0,11

Mittelwert +/– Vertrauensbereich (95%)

- Transkapilläre Albuminbewegung

Basis und Schockperiode. 122 ± 30 mg/30 min Albumin bewegten sich aus dem Gefäßsystem in das Interstitium. Für die Kontrollgruppe als auch die Schockphase war der Verlauf dem Proteinfluß vergleichbar.

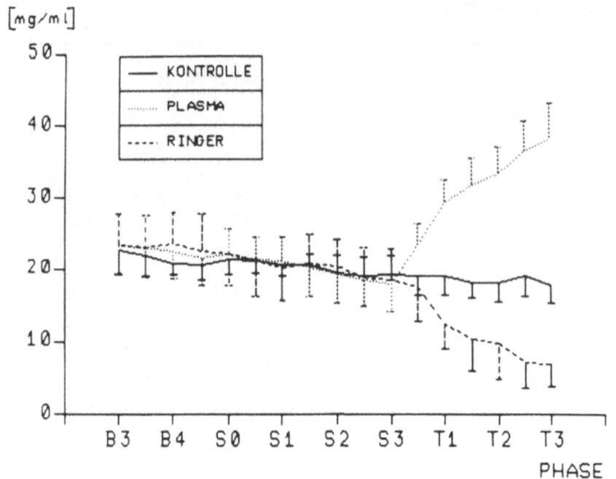

Abb. 36. Ausgangsbasis und Verlauf der Lymphalbuminkonzentration (Ly_{Alb} ± SE) während des Schocks und der Therapie

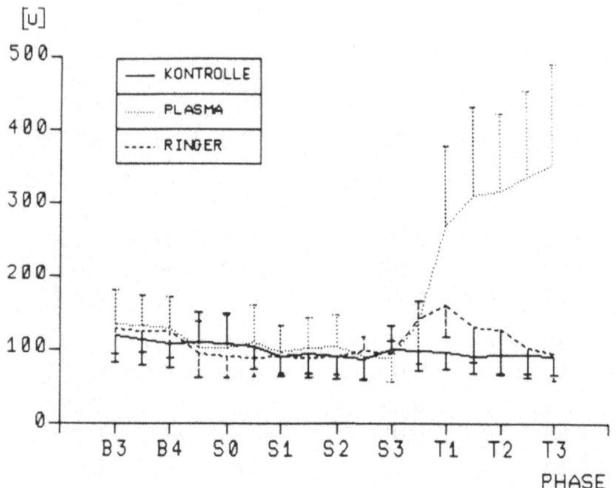

Abb. 37. Ausgangsbasis und Verlauf des transkapillären Albuminflusses ($Flow_{Alb}$ ± SE) während des Schocks und der Therapie

Therapie-Gruppe P. Obwohl der Lymphfluß in der proteinbehandelten Gruppe verzögert anstieg, hatte der Albuminfluß bereits nach 30 min um 50% gegenüber der Schockphase zugenommen. Sehr steil stieg diese Auswärtsbewegung von Albumin auf das 2,5fache der Ausgangswerte an. Unter verminderter Zufuhr stieg der transkapilläre Fluß abgeflacht, aber stetig bis zu einem Maximalwert von 351 ± 136 mg/30 min zum Ende der Therapie an. Der Albuminfluß in der proteinbehandelten Gruppe lag nahezu beim 4fachen des Wertes der Kontrollgruppe.

Therapie-Gruppe R. Nach einem anfänglichen Spitzenwert (160 mg/30 min), der darauf zurückzuführen ist, daß trotz eines sehr rasch ansteigenden Lymphflusses die Lymphalbuminkonzentration nur verzögert abfiel (Auswascheffekt), fiel der Albuminfluß stetig bis zu einem Minimalwert von 93 ± 36 mg/30 min ab. Dieser Wert lag immer noch geringgradig über dem Wert der Kontrollgruppe (Abb. 37 u. Tabelle 17).

Tabelle 16. Lymphkonzentration des Albumins (mg/ml)

Meßzeitpunkt	Gruppe K	Gruppe P	Gruppe R
B300	22,6 +/– 3,4	23,3 +/– 3,9	23,4 +/– 4,5
B315	22,2 +/– 3,9	23,0 +/– 3,8	24,2 +/– 5,4
B330	22,0 +/– 2,8	22,9 +/– 4,1	23,0 +/– 4,5
B345	22,0 +/– 2,7	22,9 +/– 4,2	23,1 +/– 4,6
B400	20,8 +/– 1,5	22,4 +/– 3,7	23,6 +/– 4,4
B415	20,8 +/– 1,8	21,9 +/– 4,2	22,4 +/– 5,1
HS00	20,5 +/– 2,0	21,6 +/– 3,9	22,4 +/– 5,3
HS15	21,7 +/– 4,4	21,8 +/– 3,5	22,2 +/– 5,5
S000	21,3 +/– 2,0	22,1 +/– 3,5	22,0 +/– 4,3
S015	19,8 +/– 1,9	22,1 +/– 3,2	20,7 +/– 4,6
S030	21,1 +/– 1,7	21,3 +/– 3,3	21,1 +/– 4,8
S045	20,0 +/– 1,3	21,4 +/– 3,8	21,9 +/– 4,2
S100	20,5 +/– 1,5	21,2 +/– 3,4	20,2 +/– 4,5
S115	20,2 +/– 1,4	20,7 +/– 3,8	20,4 +/– 4,8
S130	20,5 +/– 1,6	20,2 +/– 3,9	20,7 +/– 4,3
S145	20,2 +/– 2,1	20,3 +/– 4,0	20,8 +/– 4,6
S200	19,4 +/– 2,5	19,1 +/– 3,9	20,4 +/– 3,7
S215	19,2 +/– 2,2	18,3 +/– 3,9	18,7 +/– 3,7
S230	19,1 +/– 2,7	18,4 +/– 3,5	18,8 +/– 4,3
S245	19,3 +/– 2,2	18,6 +/– 3,6	19,1 +/– 4,2
S300	19,3 +/– 2,5	17,8 +/– 3,8	18,5 +/– 4,3
T015	19,2 +/– 2,4	20,7 +/– 4,5	19,3 +/– 3,9
T030	19,0 +/– 2,6	• 23,3 +/– 3,2	17,5 +/– 4,7
T045	▲ 19,1 +/– 2,5	• 28,3 +/– 3,3	15,8 +/– 5,1
T100	★ 19,1 +/– 2,6	• 29,2 +/– 3,3	12,4 +/– 3,5
T115	▲ 18,5 +/– 2,3	• 29,4 +/– 3,4	12,3 +/– 5,3
T130	★ 18,1 +/– 2,1	• 31,7 +/– 3,7	10,3 +/– 4,3
T145	★ 18,2 +/– 2,4	• 33,1 +/– 3,7	9,9 +/– 5,6
T200	★ 18,1 +/– 2,7	• 33,3 +/– 3,7	9,7 +/– 4,9
T215	★ 17,7 +/– 2,9	• 34,5 +/– 4,5	8,7 +/– 4,4
T230	★ 18,9 +/– 2,8	• 36,4 +/– 4,2	7,2 +/– 3,5
T245	★ 18,2 +/– 2,5	• 36,3 +/– 4,7	7,4 +/– 3,9
T300	★ 17,8 +/– 2,5	• 38,2 +/– 4,8	7,0 +/– 3,1

Mittelwert +/– Vertrauensbereich (95%)

- Verhältnis von Lymph- zu Plasmaalbumin

Basis und Schockperiode. Der kleineren Molekülgröße der Albumine entsprechend war das Lymphe-Plasma-Verhältnis mit 0,78 ± 0,02 höher als der Wert für die Gesamtproteine. Der Verlauf in der Kontrollgruppe und während der Schockphase war der Veränderungen des Lymphe-Plasma-Verhältnisses vergleichbar, lag jedoch auf einem anderen Niveau.

Therapie. Durch Verlassen des Steady state sofort nach Therapiebeginn wurden erhebliche Veränderungen des Lymphe-Plasma-Verhältnisses bewirkt. Ähnlich wie für die Gesamtproteine bildete sich in der Gruppe P nach etwa 1,5 h ein Plateau mit 0,9 ± 0,11 auf einem hohen Niveau. Dieser Wert lag trotz des hohen Lymphflusses 11% über dem Ausgangswert.

Tabelle 17. Transkapillärer Albuminfluß und Albuminclearance

Meßzeitpunkt	Gruppe K	Gruppe P	Gruppe R
a) Transkapillärer Albuminfluß [mg/30 min]			
B300	119,2 +/– 36,3	133,3 +/– 48,0	128,4 +/– 43,3
B330	111,8 +/– 33,0	130,9 +/– 42,3	123,7 +/– 27,3
B400	106,1 +/– 32,1	127,2 +/– 43,6	123,2 +/– 34,3
HS00	108,3 +/– 41,5	100,5 +/– 37,0	93,6 +/– 32,1
S000	106,3 +/– 41,8	100,9 +/– 45,1	89,1 +/– 27,2
S030	102,7 +/– 29,6	108,1 +/– 52,4	88,7 +/– 26,0
S100	90,4 +/– 26,6	95,4 +/– 35,6	90,3 +/– 23,9
S130	93,0 +/– 30,8	101,6 +/– 41,6	87,8 +/– 19,9
S200	89,9 +/– 30,1	103,1 +/– 42,9	89,3 +/– 23,4
S230	87,1 +/– 28,3	90,8 +/– 32,7	96,7 +/– 19,9
S300	99,7 +/– 32,3	88,6 +/– 33,0	93,2 +/– 17,4
T030	■ 97,6 +/– 26,5	● 134,6 +/– 54,4	140,2 +/– 25,9
T100	★ 95,8 +/– 22,2	● 267,3 +/– 111,2	160,8 +/– 44,1
T130	▲ 90,3 +/– 22,8	● 309,3 +/– 120,9	130,6 +/– 47,6
T200	▲ 91,6 +/– 23,4	● 315,0 +/– 106,9	125,8 +/– 59,7
T230	▲ 91,5 +/– 25,0	● 334,6 +/– 116,8	100,4 +/– 38,6
T300	▲ 89,1 +/– 23,9	● 351,3 +/– 136,7	93,9 +/– 36,5
b) Albuminclearance [ml/30 min]			
B300	4,1 +/– 1,2	4,4 +/– 1,3	4,6 +/– 1,9
B330	3,8 +/– 1,2	4,4 +/– 1,3	4,4 +/– 1,7
B400	3,7 +/– 0,9	4,2 +/– 1,2	4,4 +/– 1,8
HS00	3,8 +/– 0,9	3,7 +/– 1,2	3,6 +/– 1,6
S000	3,7 +/– 0,8	3,9 +/– 1,4	3,7 +/– 1,4
S030	3,7 +/– 0,8	4,3 +/– 1,6	4,3 +/– 1,8
S100	3,4 +/– 0,8	3,9 +/– 1,2	3,8 +/– 1,4
S130	3,5 +/– 0,9	4,0 +/– 1,2	3,8 +/– 1,2
S200	3,3 +/– 0,8	4,3 +/– 1,1	3,9 +/– 1,4
S230	3,2 +/– 0,8	3,8 +/– 0,9	4,3 +/– 1,3
S300	3,9 +/– 1,5	3,8 +/– 0,9	4,1 +/– 1,2
T030	■ 3,8 +/– 0,9	● 4,2 +/– 1,9	8,4 +/– 1,5
T100	★ 3,8 +/– 1,0	8,3 +/– 3,5	10,6 +/– 3,4
T130	★ 3,4 +/– 0,9	9,0 +/– 3,6	9,3 +/– 3,1
T200	★ 3,9 +/– 1,1	8,4 +/– 3,0	9,7 +/– 3,8
T230	▲ 3,8 +/– 1,1	8,4 +/– 2,8	6,9 +/– 2,7
T300	▲ 3,7 +/– 0,8	8,5 +/– 3,0	7,7 +/– 4,1

Mittelwert +/– Vertrauensbereich (95%)

In der elektrolytbehandelten Tiergruppe fiel das Lymphe-Plasma-Verhältnis bis zu einem Minimalwert von 0,49 ± 0,1 kontinuierlich über die Therapiephase ab. Während der letzten 30 min verlangsamte sich dieser Abfall erkennbar. Zu diesem Zeitpunkt war der kolloidosmotische Druckgradient normalisiert (Abb. 38 u. Tabelle 15).

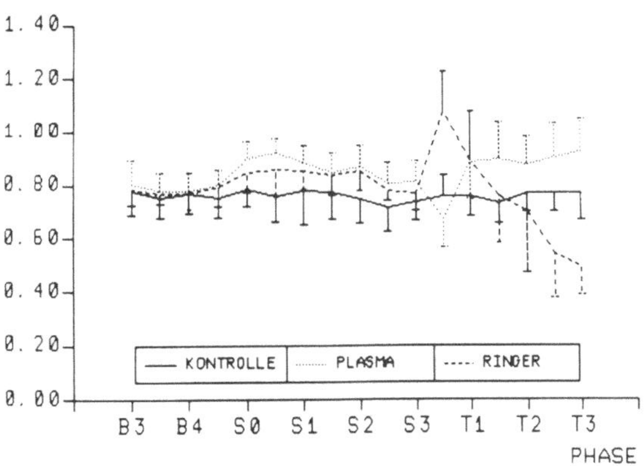

Abb. 38. Ausgangsbasis und Verlauf des Lymphalbumin-Plasmaalbumin-Verhältnisses (Ly_{Alb}/Pl_{Alb} ± SE) während des Schocks und der Therapie

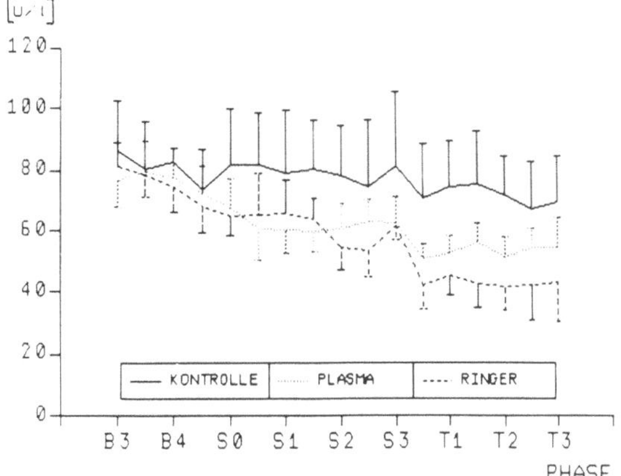

Abb. 39. Ausgangsbasis und Verlauf der Plasmacholinesterasekonzentration (Pl_{CHE} ± SE) während des Schocks und der Therapie

Cholinesterase

- Plasmacholinesterasekonzentration

Basis und Kontrollgruppe. Der mittlere Wert von 79,3 ± 2,7 U/l aller 3 Gruppen in der Ausgangsphase lag im Vergleich zu Plasmawerten anderer Spezies sehr niedrig. Untersuchungen der CHE beim Schaf sind in der Literatur noch nicht bekannt.

Der leichte Abfall der Konzentration in der Kontrollgruppe bis zum Versuchsende entsprach dem Abfall sämtlicher Proteine und der intravasalen Drücke.

Schock. Die Verdünnung durch einströmende Flüssigkeit ließ die CHE-Konzentration im Plasma auf 67 bzw. 74% des Ausgangswertes abfallen. Auch für diesen Parameter war ein wellenförmiger Verlauf während der Schockphase feststellbar.

Therapie. Da die zugeführte Plasmaproteinlösung 25 U/l CHE enthielt, war der Abfall nach Verdünnung durch Elektrolytlösung signifikant stärker als in der Gruppe P. In beiden Gruppen stellte sich unter anhaltender Volumenzufuhr ein Plateau ein (53,2 ± 9,2 U/l bei der Gruppe P; 42,7 ± 11,3 U/l bei der Gruppe R). Da die CHE-Konzentration in der Proteinlösung jedoch nur halb so hoch war wie die Konzentration im Plasma, lagen die Endwerte bei der Gruppe P bei 67%, bei der Gruppe R bei 50% des Ausgangswertes (Abb. 39 u. Tabelle 18).

Tabelle 18. Plasmakonzentration und Lymphe-Plasma-Verhältnis der Cholinesterase

Meßzeitpunkt	Gruppe K			Gruppe P			Gruppe R		
a) Plasmakonzentration [U/30 min]									
B300	86	+/–	16	76	+/–	9	81	+/–	7
B330	80	+/–	16	79	+/–	10	78	+/–	7
B400	82	+/–	5	77	+/–	10	74	+/–	8
HS00	73	+/–	13	72	+/–	9	68	+/–	9
S000	82	+/–	18	67	+/–	10	65	+/–	6
S030	▲ 81	+/–	17	61	+/–	11	65	+/–	13
S100	79	+/–	20	60	+/–	8	66	+/–	11
S130	80	+/–	16	60	+/–	7	64	+/–	7
S200	78	+/–	17	61	+/–	8	54	+/–	7
S230	■ 74	+/–	22	63	+/–	7	53	+/–	9
S300	81	+/–	24	63	+/–	8	62	+/–	4
T030	■ 71	+/–	18	51	+/–	5	42	+/–	8
T100	★ 74	+/–	15	53	+/–	6	45	+/–	6
T130	■ 75	+/–	17	• 56	+/–	7	43	+/–	8
T200	★ 71	+/–	13	51	+/–	7	41	+/–	8
T230	■ 67	+/–	15	54	+/–	6	42	+/–	11
T300	■ 69	+/–	15	54	+/–	10	43	+/–	13
b) Lymphe-Plasma-Verhältnis									
B300	0,57	+/–	0,10	0,61	+/–	0,09	0,60	+/–	0,08
B330	0,57	+/–	0,10	0,61	+/–	0,05	0,59	+/–	0,06
B400	0,55	+/–	0,07	0,62	+/–	0,07	0,63	+/–	0,08
HS00	0,66	+/–	0,15	0,69	+/–	0,07	0,65	+/–	0,07
S000	0,59	+/–	0,16	0,63	+/–	0,09	0,66	+/–	0,10
S030	0,54	+/–	0,10	0,70	+/–	0,08	0,72	+/–	0,17
S100	0,53	+/–	0,07	0,68	+/–	0,05	0,60	+/–	0,08
S130	0,55	+/–	0,13	0,61	+/–	0,04	0,56	+/–	0,10
S200	0,53	+/–	0,12	0,59	+/–	0,06	0,66	+/–	0,10
S230	0,57	+/–	0,21	0,54	+/–	0,06	0,64	+/–	0,08
S300	0,51	+/–	0,21	0,51	+/–	0,06	0,47	+/–	0,11
T030	■ 0,57	+/–	0,11	0,63	+/–	0,05	0,79	+/–	0,15
T100	0,54	+/–	0,14	0,65	+/–	0,09	0,58	+/–	0,10
T130	0,53	+/–	0,11	0,58	+/–	0,08	0,56	+/–	0,13
T200	0,55	+/–	0,16	0,67	+/–	0,08	0,50	+/–	0,14
T230	0,56	+/–	0,11	• 0,64	+/–	0,07	0,42	+/–	0,17
T300	0,54	+/–	0,18	• 0,65	+/–	0,10	0,37	+/–	0,23

Mittelwert +/– Vertrauensbereich (95%)

- Lymphcholinesterasekonzentration

Basis und Kontrollgruppe. Mit 47,3 ± 1,5 U/l im Mittel lag die Lymphcholinesterasekonzentration recht hoch. Ähnlich wie beim Protein und Albumin fiel die Konzentration in der Kontrollgruppe im Versuchsablauf um 16% ab.

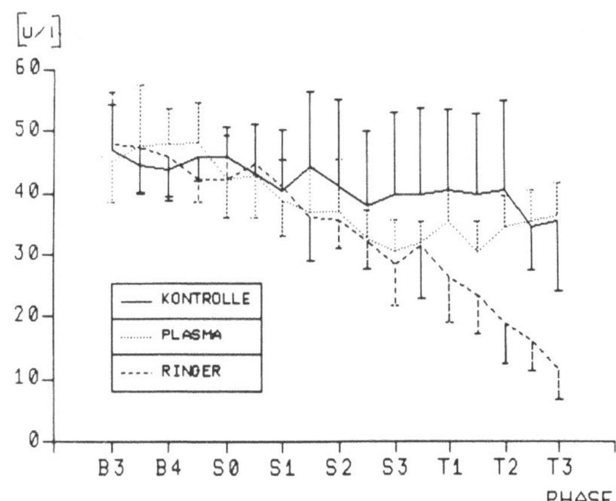

Abb. 40. Ausgangsbasis und Verlauf der Lymphcholinesterasekonzentration (Ly_{CHE} ± SE) während des Schocks und der Therapie

Schock. Im Gegensatz zum Protein und Albumin blieb die Konzentration aller 3 Gruppen nicht im gleichen Bereich. Gegen Ende der Schockphase lagen die Lymphkonzentrationen für die Gruppe P und R um 26% niedriger als in der Kontrollgruppe. Bei starker Konzentrationsabnahme im Intravasalraum trat relativ weniger CHE in die Lymphe über (großes Molekulargewicht).

Therapie. Unter Zufuhr von Proteinlösungen stiegen die Lymphkonzentrationen allmählich an und lagen mit 36,1 ± 5,4 U/l in Höhe der Werte der Kontrollgruppe. Bei gleichbleibender Plasmakonzentration stiegen also die Lymphcholinesterasekonzentrationen trotz gleichzeitiger Zunahme des Lymphflusses an.

Unter Elektrolytzufuhr fielen die Lymphkonzentrationen linear bis auf 11,5 ± 4,6 U/l ab (Abb. 40 u. Tabelle 19).

- Transkapilläre Bewegung der Cholinesterase

Basis und Kontrollgruppe. Wegen des größeren Molekulargewichtes trat die CHE, bezogen auf die intravasale Konzentration, in etwas geringerem Maße durch die Membran in das Interstitium als die Proteine. Der Fluß war mit 246 U/30 min dennoch hoch.

Schock. In der Hypovolämie wurde der CHE-Ausstrom geringer. Dies unterstützt erneut die Annahme, daß die Konzentrationsabnahme intravasal durch Einstrom von Flüssigkeit und nicht etwa durch Ausstrom der Substanzen bewirkt wird. Ein periodischer Verlauf zeigte sich auch für diesen Parameter.

Therapie. Der Anstieg des CHE-Flusses wurde durch den etwas verzögerten Lymphflußanstieg beeinflußt, entsprechend dem Fluß der Proteine in der Gruppe P. In der elektrolytbehandelten Gruppe stieg der Lymphfluß und damit der CHE-Fluß rascher an. Neben diesem Effekt wirkte die Größe des Moleküls und der dadurch bedingte „erschwerte" Durchtritt verlangsamend. Nach 30 min lag der CHE-Flow in der elektrolytbehandelten Gruppe 72% über dem letzten Wert der Schockphase. Die Gruppe P reagierte mit 30minütiger Zeitverschiebung, der

Tabelle 19. Lymphcholinesterasekonzentration (U/l)

Meßzeitpunkt	Gruppe K	Gruppe P	Gruppe R
B300	46,9 +/− 7,2	45,0 +/− 6,6	47,9 +/− 8,3
B315	44,8 +/− 4,3	49,4 +/− 8,2	45,3 +/− 6,6
B330	44,4 +/− 4,3	47,6 +/− 9,7	47,3 +/− 7,5
B345	47,0 +/− 7,6	47,2 +/− 6,8	47,8 +/− 8,7
B400	43,8 +/− 4,4	47,9 +/− 5,7	45,8 +/− 7,1
B415	47,1 +/− 3,3	50,4 +/− 6,10	44,1 +/− 4,7
HS00	45,8 +/− 3,8	48,0 +/− 6,4	42,1 +/− 3,7
HS15	45,7 +/− 4,6	41,7 +/− 6,1	42,8 +/− 4,4
S000	45,8 +/− 4,7	42,2 +/− 6,2	42,2 +/− 7,0
S015	42,5 +/− 7,8	40,9 +/− 5,7	46,1 +/− 6,5
S030	43,1 +/− 7,9	42,9 +/− 6,8	44,6 +/− 6,4
S045	41,9 +/− 8,4	42,5 +/− 5,9	39,7 +/− 6,5
S100	40,4 +/− 9,8	38,8 +/− 5,6	41,0 +/− 4,3
S115	42,4 +/− 13,1	37,1 +/− 5,2	37,7 +/− 6,1
S130	44,1 +/− 12,0	37,0 +/− 6,9	36,1 +/− 7,1
S145	42,2 +/− 13,3	37,7 +/− 6,5	34,3 +/− 4,9
S200	41,0 +/− 13,9	36,9 +/− 8,4	35,6 +/− 4,6
S215	43,8 +/− 15,4	34,5 +/− 5,2	34,6 +/− 3,8
S230	37,7 +/− 12,0	32,6 +/− 4,6	32,2 +/− 4,6
S245	38,5 +/− 9,9	33,1 +/− 4,7	29,4 +/− 5,2
S300	39,7 +/− 13,2	30,7 +/− 4,8	28,3 +/− 6,5
T015	40,2 +/− 10,0	32,4 +/− 5,8	34,1 +/− 7,1
T030	39,6 +/− 14,0	31,9 +/− 3,3	31,4 +/− 8,7
T045	■ 39,9 +/− 13,5	32,4 +/− 5,0	26,5 +/− 5,1
T100	■ 40,4 +/− 12,9	35,4 +/− 5,0	26,2 +/− 7,2
T115	■ 38,5 +/− 7,8	• 33,7 +/− 5,0	23,6 +/− 6,8
T130	39,7 +/− 13,0	30,3 +/− 5,2	23,4 +/− 6,2
T145	38,8 +/− 13,7	33,6 +/− 5,3	21,9 +/− 6,4
T200	■ 40,4 +/− 14,2	• 34,4 +/− 5,0	18,7 +/− 6,2
T215	■ 40,0 +/− 12,2	• 33,6 +/− 5,4	18,6 +/− 5,8
T230	■ 34,4 +/− 7,0	• 35,4 +/− 5,0	16,0 +/− 4,7
T245	■ 36,6 +/− 11,7	• 33,4 +/− 2,9	13,8 +/− 4,4
T300	■ 35,2 +/− 11,2	• 36,2 +/− 5,4	11,5 +/− 4,7

Mittelwert +/− Vertrauensbereich (95%)

CHE-Fluß war zu diesem Zeitpunkt erst um 24% angestiegen. 1 h nach Therapiebeginn erreichten beide Gruppen schließlich mit 310 ± 87 U/30 min ein Maximum. Unter anhaltender intravasaler Zufuhr etablierte sich ein Plateau bei einem Wert von 323 ± 88 U/30 min. In der elektrolytbehandelten Gruppe fielen die transkapillären Flußwerte stetig ab und erreichten nach Auswaschen der Cholinesterase im Interstitium einen Wert von 184 U/30 min, der exakt dem Wert der Kontrollgruppe entsprach. Der Befund, daß der CHE-Fluß in der Therapiephase nicht abnahm, obwohl nur geringe Mengen intravasal zugeführt wurden, könnte dadurch erklärt werden, daß dem verzögerten Anstieg ein entsprechend länger erhöhter CHE-Fluß folgte. Beim Vergleich der absolut transportierten CHE-Mengen ergab sich, daß in der Gruppe P nur insgesamt 170 U mehr transportiert worden waren (Abb. 41 u. Tabelle 20).

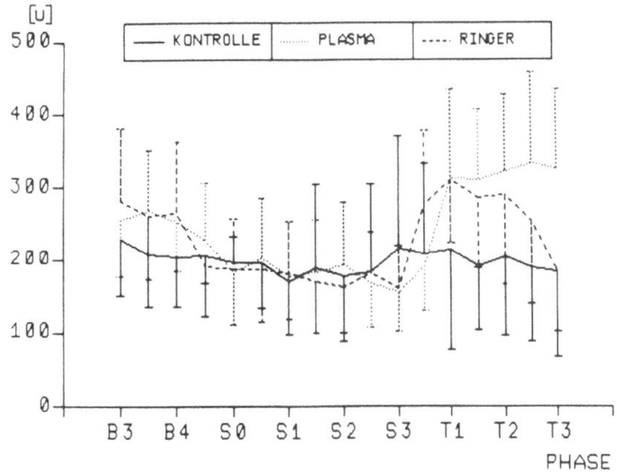

Abb. 41. Ausgangsbasis und Verlauf des transkapillären Cholinesteraseflusses ($Flow_{CHE}$ ± SE) während des Schocks und der Therapie

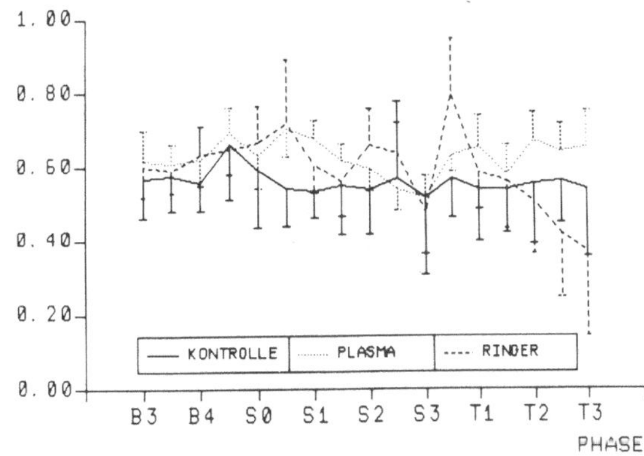

Abb. 42. Ausgangsbasis und Verlauf des Lymphcholinesterase-Plasmacholinesterase-Verhältnisses (Ly_{CHE}/Pl_{CHE} ± SE) während des Schocks und der Therapie

- Verhältnis von Lymph- zu Plasmacholinesterase

Wie erwartet war das Lymphe-Plasma-Verhältnis beim größeren Molekül der CHE niedriger als für Albumin und die Gesamtproteine und lag bei 0,61 ± 0,02. Das Lymphe-Plasma-Verhältnis im Schock unterlag den gleichen Gesetzmäßigkeiten und zeigte daher den gleichen Verlauf wie bei den Proteinen.

Therapie. Die intravasale Verdünnung bei beiden Gruppen führte zu einem Anstieg des Lymphe-Plasma-Verhältnisses sofort nach Therapiebeginn. Durch das Absinken der Lymphkonzentration fiel das Lymphe-Plasma-Verhältnis in der Gruppe R jedoch während der Therapie auf 0,36 ± 0,22 ab. Dieser Wert lag deutlich unter dem Wert für Protein und Albumin. Unterstützt durch einen Spüleffekt im Interstitium waren die intravasalen CHE-Werte relativ höher als die der interstitiellen Konzentrationen. In der proteinbehandelten Gruppe etablierte sich trotz erhöhten Lymphflusses ein hohes Lymphe-Plasma-Verhältnis (0,65 ± 0,098), das um 23% über dem Wert der Kontrollgruppe lag (Abb. 42 u. Tabelle 18).

Tabelle 20. Transkapillärer Cholinesterasefluß und Cholinesteraseclearance

Meßzeitpunkt	Gruppe K	Gruppe P	Gruppe R
a) Transkapillärer Cholinesterasefluß [U/30 min]			
B300	227 +/– 77	254 +/– 77	281 +/– 102
B330	207 +/– 71	268 +/– 82	261 +/– 88
B400	204 +/– 69	254 +/– 70	264 +/– 97
HS00	206 +/– 39	226 +/– 81	191 +/– 69
S000	195 +/– 37	182 +/– 72	186 +/– 71
S030	197 +/– 64	201 +/– 83	187 +/– 73
S100	170 +/– 71	178 +/– 60	181 +/– 71
S130	189 +/– 114	183 +/– 71	169 +/– 69
S200	177 +/– 88	193 +/– 86	162 +/– 62
S230	183 +/– 121	167 +/– 60	181 +/– 56
S300	214 +/– 155	154 +/– 52	159 +/– 60
T030	207 +/– 125	191 +/– 61	275 +/– 103
T100	214 +/– 137	312 +/– 123	311 +/– 87
T130	190 +/– 88	310 +/– 95	285 +/– 95
T200	203 +/– 108	321 +/– 106	290 +/– 123
T230	189 +/– 100	332 +/– 126	252 +/– 113
T300	182 +/– 115	325 +/– 110	184 +/– 82
b) Cholinesteraseclearance [ml/30 min]			
B300	2,7 +/– 1,0	3,3 +/– 1,0	3,5 +/– 1,3
B330	2,7 +/– 1,0	3,4 +/– 0,9	3,3 +/– 1,1
B400	2,5 +/– 0,8	3,4 +/– 1,0	3,5 +/– 1,1
HS00	2,9 +/– 0,7	3,2 +/– 1,1	2,7 +/– 0,8
S000	2,5 +/– 0,8	2,7 +/– 0,8	2,8 +/– 0,9
S030	2,5 +/– 0,7	3,3 +/– 1,2	3,4 +/– 0,8
S100	2,2 +/– 0,8	3,0 +/– 0,9	2,7 +/– 0,9
S130	2,3 +/– 1,3	3,0 +/– 1,0	2,6 +/– 1,0
S200	2,3 +/– 1,1	3,0 +/– 1,1	3,0 +/– 1,1
S230	2,7 +/– 2,1	2,6 +/– 0,7	3,4 +/– 0,8
S300	3,1 +/– 3,0	2,4 +/– 0,6	2,6 +/– 1,0
T030	■ 2,9 +/– 1,6	• 3,7 +/– 1,2	6,3 +/– 1,8
T100	■ 2,9 +/– 1,6	5,9 +/– 2,3	6,9 +/– 1,7
T130	★ 2,5 +/– 1,4	5,6 +/– 1,6	6,8 +/– 2,3
T200	■ 2,9 +/– 1,5	6,3 +/– 2,0	7,4 +/– 3,5
T230	2,9 +/– 1,3	6,1 +/– 2,2	6,4 +/– 4,0
T300	2,8 +/– 1,7	5,3 +/– 1,5	6,5 +/– 6,5

Mittelwert +/– Vertrauensbereich (95%)

Clearance

Proteinclearance

Basis und Kontrollgruppe. Der Ausgangswert aller Gruppen lag bei 3,7 ± 0,36 ml/30 min. Bei gleichbleibendem Lymphfluß und recht stabilem Lymphe-Plasma-Verhältnis fielen die Werte der Kontrollgruppe nur geringfügig um 5% ab.

Schock. Da sofort nach Schockbeginn Flüssigkeit in das Gefäß einströmte, nahm die Clearance um etwa 10% ab.

Zum Zeitpunkt S030 änderte sich mit Zunahme des Lymphflusses die Situation, die Clearance hatte einen Wert von 3,8 ± 1,5 ml/30 min erreicht. Dies wurde durch eine relativ hohe Lymphproteinkonzentration bei zunehmendem Lymphfluß und niedriger Plasmaproteinkonzentration erklärt.

Nachdem die Proteine wieder in den Intravasalraum zurückgeführt wurden, dort eine Konzentrationserhöhung bewirkten und gleichzeitig eine erneute Abnahme der Lymphmenge zu beobachten war, begann dieser beschriebene Prozeß von neuem.

Therapie. Die Clearancewerte beider Gruppen wurden in der anfänglichen Therapiephase durch 2 Faktoren beeinflußt:

1. Die erhebliche Verdünnung der Plasmaproteine durch Elektrolytzufuhr mit einem Anstieg des Lymphe-Plasma-Verhältnisses, bedingt durch verzögerte Konzentrationsänderung in der Lymphe, täuschte eine Entfernung von Proteinen aus dem Plasma vor. Die Erhöhung der Proteinkonzentration im Plasma mit vorübergehendem Abfall des Lymphe-Plasma-Verhältnisses wirkte sich im umgekehrten Sinne aus.
2. Da die Clearance wesentlich von der Größe des Lymphflusses bestimmt wird, machte sich der verzögerte Anstieg des Lymphflusses in der Gruppe P auch verzögernd im Clearanceanstieg bemerkbar. Da der Lymphfluß in der Ringer-Gruppe sofort anstieg, stieg auch der Clearancewert für diese Gruppe entsprechend an.

Aus diesem Grund waren die Clearancewerte der Gruppe R nach 30 und 60 min sofort sehr hoch und erreichten ein Maximum mit 10,02 ± 3,1 ml/30 min. Die Clearancewerte der Gruppe P hatten nach 1 h mit 6,4 ± 2,2 ml/30 min ihren Maximalwert noch nicht erreicht.

Erst zum Zeitpunkt T130, mit Eintritt eines Steady state (Äquilibrierung), spiegelten die Clearancewerte die tatsächlichen Verhältnisse wider. Infolge der höheren Lymphmenge erreichte die Gruppe P nun mit 7,2 ± 2,6 ml/30 min ihr Maximum und stabilisierte sich auf einem Plateau bei 6,6 ± 2,0 ml/30 min.

Da in der Gruppe R das Lymphe-Plasma-Verhältnis und auch die transkapillär fließende Proteinmenge ständig abnahm, fiel der Clearancewert in dieser Gruppe von dem hohen Niveau ab und erreichte mit einem Endwert von 6,8 ± 2,6 ml/30 min einen der proteinbehandelten Gruppe identischen Wert. Bei nahezu doppelt so hohem Lymphfluß in der Gruppe R war dies ein besonders interessanter Befund.

Die Endwerte beider Gruppen waren doppelt so hoch wie die Werte der Kontrollgruppe und lagen um 87% über den Ausgangswerten (Abb. 43 u. Tabelle 11).

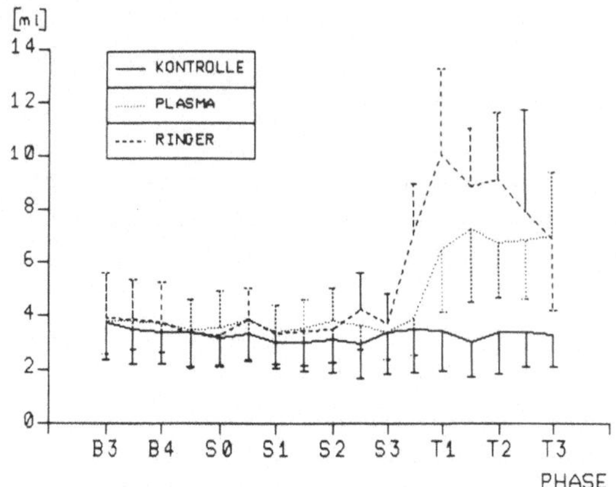

Abb. 43. Ausgangsbasis und Verlauf der Proteinclearance ($Clea_{Prot}$ ± SE) während des Schocks und der Therapie

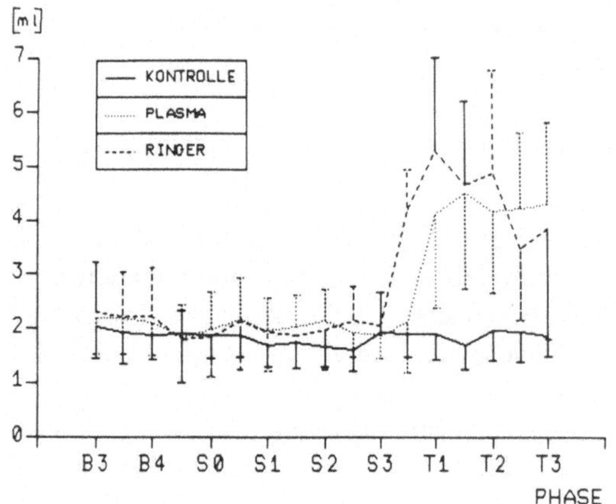

Abb. 44. Ausgangsbasis und Verlauf der Clearance der Plasmaalbumine ($Clea_{Alb}$ ± SE) während des Schocks und der Therapie

Clearance der Plasmaalbumine

Basis und Schock. Die Clearancewerte für die Albuminfraktion lagen, bedingt durch die geringere Größe der Albuminmoleküle, etwas über den Werten für Gesamtprotein. Der Verlauf der Clearancewerte für die Kontrollgruppe und während der Schockphase war dem der Proteine identisch, der Abfall zu Beginn der Schockphase fiel mit 14 bzw. 18% etwas deutlicher aus als bei den Proteinen.

Therapie. Bei einsetzender Therapie fand sich das gleiche Verlaufsmuster wie bei den Proteinen. Auch für die Albumine war nach 1 h ein Steady state erreicht. Die Spitzenwerte waren mit 10,6 ± 3,2 und 8,2 ± 3,4 ml/30 min etwas höher. Deutlich höher war das Plateau der Gruppe P ab dem Zeitpunkt T100 (8,4 ± 2,8 ml/30 min).

Die elektrolytbehandelte Gruppe zeigte am Ende der Therapie einen niedrigeren Wert als die Gruppe P (7,6 ± 4 ml/30 min zu 8,5 ± 3,0/30 min). Der Unterschied war nicht signifikant.

Im Verhältnis zu den Gesamtproteinen wurde mehr Plasma von Albumin befreit. Dies drückte sich in der Steigerung der Clearance um 130% gegenüber den Kontrollwerten und um 100% gegenüber den Ausgangswerten aus (Abb. 44 u. Tabelle 17).

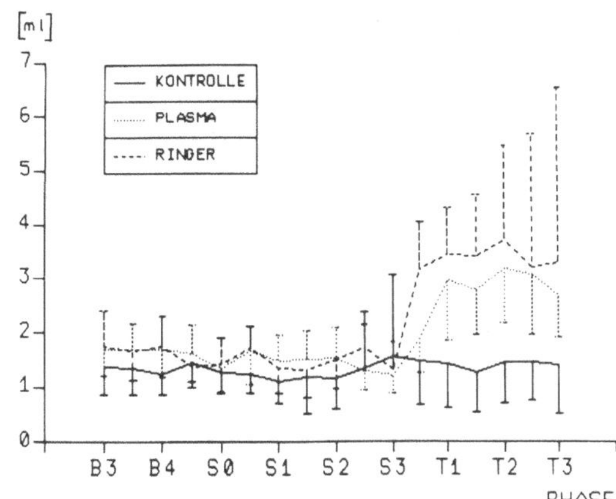

Abb. 45. Ausgangsbasis und Verlauf der Clearance der Cholinesterase ($Clea_{CHE}$ ± SE) während des Schocks und der Therapie

Clearance der Cholinesterase

Basis und Kontrollgruppe. Die Mittelwerte der Kontrollgruppe wichen mit 2,6 ± 0,9 ml/30 min etwas von den Werten der Gruppe P und der Gruppe R mit 3,4 ± 1,4 ml/30 min ab. Es bestand jedoch kein signifikanter Unterschied.

Schock. Auch für diese großmolekulare Substanz war der gleiche Verlauf in wellenförmigen Regulationen während der Schockphase zu beobachten.

Therapie. Da sowohl unter der Therapie mit Protein als auch mit Elektrolytlösungen die intravasale CHE-Konzentration verdünnt wurde, ergaben sich keine inversen Verläufe. Der unterschiedliche Anstieg der Clearance der Gruppen R und P war im wesentlichen durch den unterschiedlichen Anstieg des Lymphflusses bedingt. Bereits ab 1 h war in beiden Gruppen ein Steady state und ein Plateau mit 6,2 ± 2 ml/30 min (Gruppe P) und 7,4 ± 3,4 ml/30 min (Gruppe R) erreicht. Im Zusammenhang mit den größeren Lymphflußwerten war die Clearance der Gruppe R etwas höher, zum Ende der Therapiephase wurden jedoch durch das abfallende Lymphe-Plasma-Verhältnis die Clearancewerte auch für diese Gruppe wieder niedriger. Die Endwerte der Gruppe P und R waren nicht signifikant verschieden und lagen mit 5,2 + 1,4 und 6,4 ± 6,4 um 120% über den Werten der Kontrollgruppe und um etwa 85% über den Basiswerten. Die Clearance für die CHE war damit ebenfalls stark erhöht, lag jedoch unter den Werten für Protein und Albumin (Abb. 45 u. Tabelle 20).

Blutbild

Hämoglobin

Basis und Kontrollgruppe. Der Ausgangswert für Hämoglobin lag bei 10,4 ± 1,78 g%. In der Kontrollgruppe fiel dieser Wert bis zum Versuchsende um 7% ab. Dies ist durch Blutverlust und Flüssigkeitsumverteilung zu erklären.

Tabelle 21. Blutwerte

Meßzeitpunkt	Gruppe K				Gruppe P			Gruppe R		
a) Hämoglobin [g%]										
B300		10,1	+/–	2,5	11,3	+/–	1,1	10,8	+/–	1,2
B400		10,6	+/–	2,0	11,2	+/–	1,1	11,5	+/–	1,4
B410		9,8	+/–	3,2	11,3	+/–	1,1	10,9	+/–	1,6
B420		9,6	+/–	2,7	10,8	+/–	0,9	9,8	+/–	1,5
HS00		10,2	+/–	1,9	11,2	+/–	1,0	10,3	+/–	1,3
S000		10,5	+/–	2,0	11,4	+/–	1,0	10,4	+/–	1,0
S100		10,7	+/–	2,1	10,5	+/–	1,1	10,4	+/–	1,0
S200		10,6	+/–	2,6	10,4	+/–	1,0	10,1	+/–	1,0
S300		10,4	+/–	2,2	10,2	+/–	1,2	9,6	+/–	1,7
T100	▲	10,5	+/–	2,4	7,0	+/–	0,8	7,8	+/–	1,4
T200	▲	10,1	+/–	2,4	6,8	+/–	0,9	7,1	+/–	1,3
T300		9,7	+/–	2,7	6,2	+/–	1,2	7,2	+/–	1,6
b) Hämatokrit [%]										
B300		27,8	+/–	7,4	31,5	+/–	3,5	31,7	+/–	6,0
B400		29,4	+/–	6,6	31,8	+/–	5,1	33,5	+/–	5,2
B410		28,9	+/–	9,4	30,7	+/–	4,5	31,3	+/–	5,6
B420		27,8	+/–	7,6	30,8	+/–	5,1	29,4	+/–	5,3
HS00		28,2	+/–	4,8	30,6	+/–	4,2	29,9	+/–	5,3
S000		28,9	+/–	5,2	33,6	+/–	4,4	31,5	+/–	5,1
S100		29,3	+/–	5,1	28,5	+/–	8,0	30,9	+/–	4,0
S200		29,0	+/–	5,9	31,3	+/–	3,9	30,3	+/–	4,0
S300		28,1	+/–	5,2	31,1	+/–	4,1	27,8	+/–	4,6
T100		29,0	+/–	5,9	22,0	+/–	2,6	23,9	+/–	3,5
T200	▲	27,9	+/–	5,2	20,1	+/–	2,7	21,7	+/–	2,9
T300		26,8	+/–	6,6	18,1	+/–	3,0	21,4	+/–	3,3

Mittelwert +/– Vertrauensbereich (95%)

Schock. Trotz der massiven Entblutung fiel der Hämoglobinwert in der Schockphase nur unwesentlich. Die initiale Verdünnung (Abfall der Plasmaproteine) konnte an einem vorübergehenden Abfall des Hämoglobinwertes gesehen werden. Da die Schafe Erythrozyten aus der Milz mobilisieren können, war keine weitere Hämoglobinveränderung während der Schockphase erkennbar.

Therapie. Unter Zufuhr von Proteinlösung und trotz der Rückgabe eines Großteils des entnommenen Blutes fielen die Hämoglobinwerte sehr rasch auf einen stabilen Wert um 60% des Ausgangswertes ab. In der Ringer-Laktat-behandelten Gruppe lag der Verdünnungseffekt in der gleichen Größenordnung. Die Endwerte des Hämoglobins waren bei beiden Gruppen nicht signifikant verschieden (6,2 ± 1,2 und 7,1 ± 1,4 g%) (Tabelle 21).

Hämatokrit

Basis und Kontrollgruppe. Der Ausgangswert des Hämatokrits lag bei 30 ± 4,1%. Die Kontrollgruppe zeigte erneut einen geringgradigen Abfall über die gesamte Versuchsdauer. Der Verlauf des Hämatokrits in der Schockphase folgte etwas besser als das Hämoglobin den Flüssigkeitsbewegungen. Die Veränderungen waren jedoch gering und nicht signifikant (Tabelle 21).

Therapie. Durch die Verdünnung mit Protein und kristalloiden Lösungen fiel der Hämatokrit, vergleichbar dem Hämoglobin, in beiden Gruppen auf 60% ab.

Lungenfunktion

Von besonderem Interesse war die alveoloarterielle Sauerstoffpartialdruckdifferenz ($D_{Aa}O_2$), die Shuntfraktion ($\dot{Q}_S/\dot{Q}_T$), der O_2-Transport, der Horovitz-Quotient ($F_IO_2/p_{art}O_2$) und die Compliance. $D_{Aa}O_2$, Horovitz-Quotient und die Compliance zeigten keine signifikante Veränderung, weder während der Schock- noch während der Therapiephase mit unterschiedlichen Volumentherapeutika. Die Shuntfraktion fiel in der Schockphase signifikant ab, um mit steigendem Herzzeitvolumen in der Therapiephase erheblich anzusteigen. Es bestand für keinen Parameter der Lungenfunktion ein signifikanter Unterschied zwischen den beiden Gruppen (Gruppe P und Gruppe R) in der Therapiephase.

Extravaskuläres Lungenwasser

Basis und Kontrollgruppe. Die Ausgangswerte vor Versuchsbeginn lagen bei 8,3 ± 0,22 ml/kg KG. Die Abnahme des Hämatokrits, der intravasalen Proteinkonzentrationen und der intravasalen Drücke war in der Kontrolltiergruppe auch an einem Abfall der extravaskulären Flüssigkeit der Lunge um 11% auf 7,19 ± 0,9 ml/kg KG zu registrieren (Einstrom von Flüssigkeit).

Schock. Dem Abfall der mikrovaskulären Drücke sofort nach Entblutungsbeginn folgend fiel auch das extravaskuläre Lungenwasser um 5% ab (7,82 ± 0,47 ml/kg KG). Der Abfall war jedoch nicht signifikant. In der Schockphase war ein Wiederanstieg feststellbar. Die Gruppe P erreichte zum Zeitpunkt S100 wieder den Ausgangswert, die Gruppe R blieb unter diesem Wert. Die Unterschiede waren sämtlich nicht signifikant.

Endwert der Schockphase:	Gruppe K:	7,69 ± 0,74 ml/kg KG,
	Gruppe P:	8,05 ± 0,90 ml/kg KG,
	Gruppe R:	7,46 ± 0,90 ml/kg KG.

Therapie-Gruppe P. 1 h nach Therapiebeginn lagen die EVLW-Werte noch in gleicher Höhe, erst nach 2–3 h war ein Anstieg feststellbar. Mit 8,37 ± 0,8 und 8,4 ± 0,79 ml/kg KG erreichte der EVLW-Wert der Gruppe P einen signifikant höheren Wert als die Kontrollgruppe. Die Werte waren nicht signifikant von denen der Gruppe R verschieden.

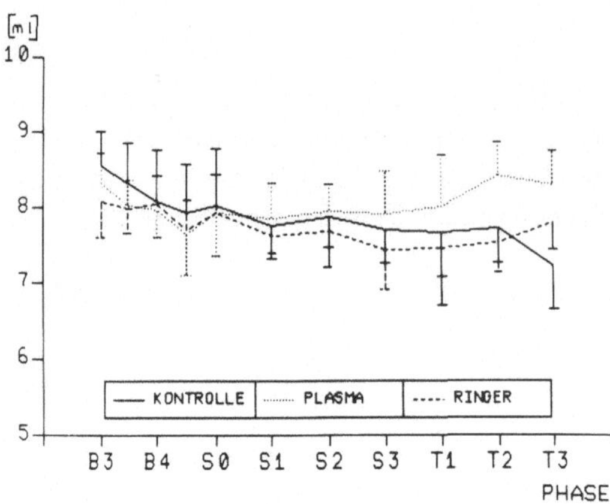

Abb. 46. Ausgangsbasis und Verlauf der Konzentration des extravaskulären Lungenwassers (EVLW in ml/kg KG ± SE) während des Schocks und der Therapie

Therapie-Gruppe R. Unter massiver Zufuhr kristalloider Lösungen blieb der EVLW-Wert gleich. Die hohen Lymphflußanstiege fanden keinen entsprechenden Anstieg im EVLW. Am Ende der Therapie lagen die Werte dieser Gruppe geringgradig über denen der Kontrollgruppe und waren nicht signifikant von diesen verschieden (T300: Gruppe K: 7,18 ± 0,9 ml/kg KG; Gruppe R: 7,51 ± 0,6 ml/kg KG). Die elektrolytbehandelte Gruppe zeigte in der Therapiephase keinen weiteren Abfall des EVLW-Wertes wie in der Kontrollgruppe (Abb. 46 u. Tabelle 14).

Diskussion

Tiermodell und Versuchsprotokoll

Tiermodell

Die Analyse transkapillärer Flüssigkeits- und Proteinbewegungen (Lymphe) erlaubt nach dem jetzigen Stand der Forschung qualitative und quantitative Aussagen zur Permeabilität von Kapillaren.

Da bei der vorliegenden Fragestellung die Permeabilität der Lungenkapillaren interessiert, mußte das Schaf als Versuchstier gewählt werden. Bei diesem Tier kann Lungenlymphe in reiner Form gewonnen und untersucht werden. Es werden 50–75% der gesamten Lungenlymphe erfaßt (Erdmann et al. 1975). Obere Lungenanteile werden über tracheale Lymphknoten drainiert (Abb. 47).

Lungenlymphe. Die Übereinstimmung der interstitiellen Flüssigkeit der Lunge mit der Lymphe und ihre „Reinheit" ist für die Aussagekraft der Befunde von wesentlicher Bedeutung.

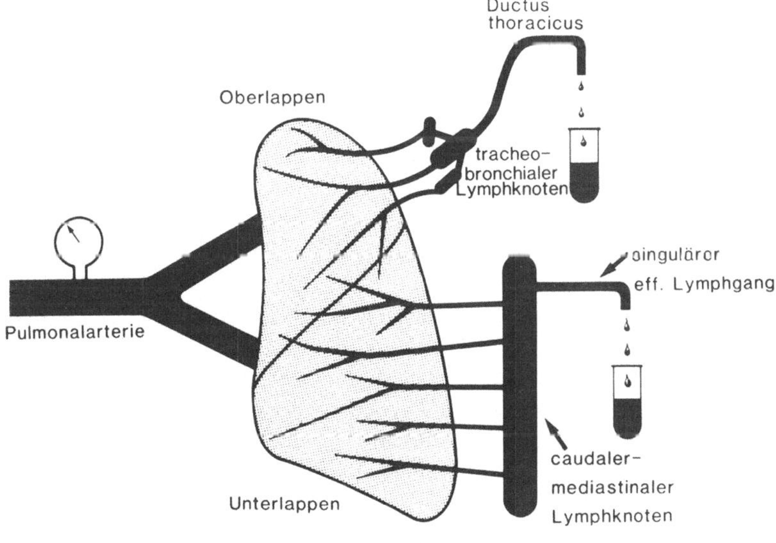

Abb. 47. Gewinnung von Lungenlymphe beim Versuchstier.

Vreim et al. wiesen 1976 durch Mikropunktionsuntersuchungen die Übereinstimmung der Lymphe mit der interstitiellen Flüssigkeit nach. Auf dem Weg durch Lymphgefäße unterschiedlichen Durchmessers wird die Lymphe in ihrer Konzentration nicht verändert (Brigham u. Owen 1975b), der Einfluß des mediastinalen Lymphknotens ist ebenfalls gering (Quin u. Shannon 1977). Zwar beschrieb Adair 1982 Konzentrationsänderungen der Lymphe bei der Passage eines peripheren Lymphknotens, er beobachtete dies jedoch nur bei gestörtem Gleichgewicht des Lymphe-Plasma-Verhältnisses. Im Steady state blieb die Lymphzusammensetzung unverändert. Für den mediastinalen Lymphknoten gibt es solche Beobachtungen nicht.

Drake et al. hatten 1981 Befunde vorgelegt, nach denen auch beim Schaf die Lungenlymphe durch Zwerchfell- und Ösophaguslymphe kontaminiert sei. Diesem Einzelbefund stehen mehrfach reproduzierte Untersuchungen entgegen, die erstmals von Erdmann et al. (1975) als „lymph purity test" beschrieben wurden. Vor kurzem hatte Minnear et al. (1981) diese Versuche am narkotisierten, operierten Tier wiederholt und die Ergebnisse erneut bestätigt.

Stothert wies an der Ziege nach, daß der Lymphfluß des kaudalen mediastinalen Lymphknotens nach Entnahme der Lunge völlig versiegt (Stothert et al. 1982). Ziege und Schaf sind in der Anatomie des Lungenlymphsystems vergleichbar.

Das Schockmodell am Schaf. Da verschiedene Autoren der Ansicht sind, Lungenschäden nach Trauma seien spezifische Veränderungen beim Hund (Bredenberg u. Webb 1979), ist es sinnvoll, ein anderes Tier zur Untersuchung zu wählen. Die Funktion des retikuloendothelialen Systems und die Opsonisierungsfähigkeit beim Schaf ist nach Niehaus et al. (1980) eher mit der des Menschen vergleichbar als diese Funktionen beim Hund. Dies gilt nach Halmagyi u. Gillett (1967) auch für die Kreislaufreaktionen des Schafes. Das Schaf sei ein ideales Tier zur Untersuchung des hämorrhagischen Schocks.

Allerdings ist die Milz des Schafes (Hodgetts 1961) ein leistungsfähiges Blutreservoir. Beurteilungen von Hämatokrit und Hämoglobin sind daher nur eingeschränkt möglich.

Versuchsprotokoll

Da bei den vorliegenden Untersuchungen ein Gewebetrauma gesetzt wurde, war das Experiment nur in Narkose möglich. Aus Tierschutzgründen mußten mögliche Einflüsse von Anästhetika auf den Lymphfluß, wie sie von Quin u. Shannon (1975) beschrieben wurden, in Kauf genommen werden.

Fehlende Permeabilitätsschäden nach hämorrhagischem Schock wurden u. a. durch ungenügende Schocktiefe und Schockdauer erklärt. Daher senkten wir 3 h lang den mittleren arteriellen Druck auf 40 mmHg ab. Allerdings führte diese schwere und lange Schockphase zusammen mit dem Gewebetrauma zu einer hohen Sterblichkeit (17%) im Schock.

Die Probleme der Standardisierung des Gewebetraumas und der Vermeidung unkontrollierter Blutverluste wurden durch offene, standardisierte Osteotomie und Quetschung eines begrenzten Weichteilgebietes mit definierter Kraft vermieden (Oestern 1980). Das zusätzliche Gewebetrauma vertiefte den Schockzustand erheblich. Dies drückte sich in der vergleichsweise geringen Blutentnahmemenge, mit der ein arterieller Druck von 40 mmHg erreicht wurde, aus. Im Gegensatz zu Malik et al. (1979), die 28 ml/kg KG Blut entziehen mußten, um einen mittleren arteriellen Druck von 50 mmHg beim Schaf zu halten, entnahmen wir nur 15 ml/kg KG. Oestern (1980) mußte bei Hunden (hämorrhagischer Schock) 54% des gesamten Blutvolumens entziehen. Die geringen Entnahmemengen bei unseren Untersuchungen sind besonders bemerkenswert, da die Tiere nicht splenektomiert waren.

Diskussion der Befunde in der Schockphase

Reaktionen von Herz und Kreislauf

Blutdrücke (großer und kleiner Kreislauf)

Der arterielle Mitteldruck von 42 mmHg während der Schockphase zeigt, daß der angestrebte Wert genau erreicht und gehalten wurde.

Überraschend gering war der Abfall des zentralen Venendruckes um 10%. Ursächlich könnte die zunehmende Rechtsherzbelastung bei ansteigendem pulmonalvaskulärem Widerstand gewesen sein.

In diesem Zusammenhang stiegen die Pulmonalarteriendrücke nach vorübergehendem Abfall noch in der Schockphase um 20% an und lagen zum Ende dieser Zeit um 7 bzw. 11% über den Basiswerten.

Kreislaufwiderstände

Da das Herzzeitvolumen im Schock halbiert war, resultierte zusammen mit der Drucksteigerung im Pulmonalkreislauf ein starker Anstieg des pulmonalvaskulären Widerstandes auf das 2,5fache des Ausgangswertes. Die R_{Pulm}-Werte, die Malik (1979), Demling et al. (1975, 1979a) und Demling (1980a) im hämorrhagischen Schock beobachteten, wurden um etwa 50% übertroffen. Die stärkere Ausbildung eines Strombahnhindernisses im Lungenkreislauf kann durch den schwereren hämorrhagischen Schock mit Weichteiltrauma begründet sein. Die möglichen Ursachen für diese Widerstandserhöhung im Lungenkreislauf wurden an anderer Stelle diskutiert (Sturm et al. 1979a; Oestern 1980).

Herzleistung

In der Hypovolämie fielen der rechts- und linksventrikuläre Schlagarbeitsindex wie erwartet ab. Wie der Quotient für die links- und rechtsventrikuläre Funktion zeigt, verläuft die Starling-Kurve in der Schockphase wesentlich flacher. Um eine geringere Arbeit zu leisten, ist ein relativ hoher Fülldruck erforderlich. Diese Befunde decken sich mit Ergebnissen von Oestern am Hundemodell (Oestern 1980).

Linker Vorhofdruck – mikrovaskulärer Druck

Von besonderem Interesse ist der direkt im linken Vorhof gemessene Druck im Vergleich mit dem kapillären Druck des Pulmonalkreislaufs (Wedgetechnik). Die ausgezeichnete Übereinstimmung beider Druckwerte macht einen erheblichen Flußwiderstand zwischen beiden Meßpunkten wenig wahrscheinlich (venöser Widerstand). Diese Übereinstimmung ist für die Kalkulation eines realistischen mikrovaskulären Druckes (p_{mv}) von Bedeutung, eine Widerstandsvermehrung im venösen Kapillarschenkel würde die Kalkulation des p_{mv} verfälschen.

Der linke Vorhofdruck reagierte sehr rasch mit einem 23%igen Abfall auf den Beginn der Entblutung. Trotz anhaltender Hypovolämie stieg dieser Wert jedoch innerhalb der 1. h be-

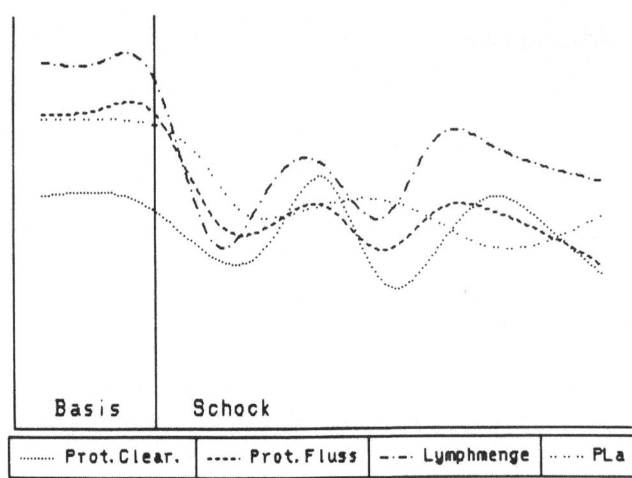

Abb. 48. Periodik und Phasenverschiebung der Proteinclearance, des Proteinflusses, der Lymphmenge und des linken Vorhofdrucks im Schock

reits wieder an. Anschließend folgte ein erneuter Abfall. Dieser „wellenförmige" Verlauf war in der gesamten Schockphase zu beobachten und trat auch bei anderen Parametern auf. Dies wird gesondert diskutiert (Abb. 48).

Der leichte Anstieg des mikrovaskulären Drucks im Schock ist v. a. auf die ansteigenden Pulmonalarteriendrücke zurückzuführen.

Extravaskuläres Lungenwasser

Ähnlich wie im hämorrhagischen Schock beim Hund (Tranbaugh et al. 1980; Sturm et al. 1980) fanden wir auch beim Schaf nach Entblutungsbeginn einen sofortigen Abfall des extravaskulären Lungenwassers. Niedrigere intravasale hydrostatische Drücke führten zu einem Einstrom interstitieller Flüssigkeit. In der Folgezeit stieg der EVLW-Wert jedoch wieder an, obwohl die hydrostatischen Drücke niedrig blieben. Dies kann als Ausdruck eines Permeabilitätsschadens interpretiert werden.

Wie von Staub (1980) formuliert wurde, kann die EVLW-Menge im Verhältnis zu den wirksamen Kräften der Starling-Gleichung als Kriterium für eine Permeabilitätsschädigung angesehen werden.

Der Anstieg des EVLW-Wertes bei anhaltend verminderter Perfusion und zunehmender pulmonalvaskulärer Obstruktion (R_{Pulm}) spricht gegen das Argument, daß der initiale EVLW-Abfall durch Perfusionsausfälle vorgetäuscht sei. Malik (1979) wies außerdem mit Mikrosphären auch im hämorrhagischen Schock eine gleichmäßige Perfusion des Lungenkapillarbettes nach.

Lungenfunktion

Die gemessenen Parameter zeigten die typischen Verläufe, die für den hämorrhagischen Schock bereits erarbeitet sind. Im Schock nahm die periphere Sauerstoffausschöpfung ($D_{av}O_2$) stark zu, der Sauerstofftransport nahm mit dem Herzzeitvolumen ab. Der Horovitz-Quotient blieb gleich, ebenso die arterioalveoläre Sauerstoffdifferenz.

Wie u. a. von Oestern (1980) im Hundeexperiment gefunden wurde, sahen auch wir eine Abnahme der pulmonalen Shuntfraktion um etwa die Hälfte. Dieser Befund steht im Widerspruch zu Untersuchungen von Freeman u. Nunn (1963), die eine Shuntzunehme feststellten. Oestern erklärte die Abnahme der Shuntfraktion durch eine verlängerte Transitzeit des Blutes bei niedrigem Herzzeitvolumen. Da wir die Shuntfraktion bei aktuellem F_IO_2 kalkulierten, schlossen wir störende Einflüsse durch eine Beatmung mir reinem Sauerstoff aus (Suter et al. 1975) und bestätigten Oesterns Befunde.

Flüssigkeits- und Proteinbewegungen

In vielen Studien wurde regelmäßig ein Abfall der Plasmaproteine im hämorrhagischen Schock beobachtet (u. a. Gann et al. 1981; Larsson et al. 1981). Auch bei den vorliegenden Untersuchungen fielen die Plasmaproteinwerte im Schock rasch um ein Drittel ab. Früher wurde häufig die Vermutung geäußert, daß der Abfall durch einen erhöhten Verlust von Protein in das Interstitium bedingt sei. So fanden Wassermann et al. 1956 eine verkürzte Äquilibrationszeit für Albumin während der Schockphase. In den letzten Jahren setzte sich die Ansicht durch, daß die Proteinkonzentration durch einströmende interstitielle Flüssigkeit verdünnt werde. Larsson et al. (1981) berichteten, daß die interstitielle Flüssigkeit v. a. aus der Leber, der Milz und dem subkutanen Gewebe stamme. Die Abnahme des extravaskulären Lungenwassers bestätigte diese Ansicht und wies auf die Funktion des Interstitiums als „Flüssigkeitsreservoir" hin. Der Einstrom interstitieller Flüssigkeit wirkte sich auch in der Abnahme des Lymphflusses aus.

Da beim Abfall der intravasalen Proteinkonzentration und gleichbleibendem Lymphproteingehalt das Lymphe-Plasma-Verhältnis anstieg, entwickelte sich im Verlauf eine kolloidosmotische Kraft, die dem weiteren Einstrom von Flüssigkeit entgegenwirkte.

Verlaufsperiodik der Parameter

Eine solche Wechselwirkung der Kräfte kann für den beobachteten „wellenförmigen" Verlauf einer Reihe von Parametern verantwortlich sein. Die Veränderungen für einzelne Werte laufen phasenverschoben ab. Schematisch ist dies in Abb. 27 und 48 dargestellt.

Wir erklären diesen bisher noch nicht beobachteten Verlauf folgendermaßen: Durch Abfall des intravasalen hydrostatischen Drucks fließt Flüssigkeit in das Gefäßsystem und verdünnt die Plasmaproteine, der Lymphfluß nimmt ab. Nachdem der Intravasalraum wieder stärker aufgefüllt ist, steigt der intravasale Druck geringgradig an. Der Lymphfluß nimmt wieder zu und führt dabei Proteine in den Intravasalraum zurück, daraus resultiert eine ansteigende Plasmaproteinkonzentration. Der kolloidosmotische Druckgradient verändert sich zeitversetzt. Der Prozeß beginnt bei anhaltender Entblutung von neuem. Der transkapilläre Fluß und die Clearance für alle Proteine folgen diesen wellenförmigen Verläufen.

Um die Veränderungen auf ihre Regelmäßigkeit zu untersuchen, stellten wir eine Spektralanalyse (Zeitreihenanalyse) an. Dabei sollte eine gemeinsame Schwingungsfrequenz für diese unterschiedlichen Veränderungen herausgearbeitet werden. Wir fanden für den Lymphfluß einen Verhaltenstyp, der als „Markow-Prozeß" beschrieben ist. Dies bedeutet, daß ein innerer Zusammenhang der Veränderungen voneinander besteht; die jeweils folgende Situation ist von der vorhergehenden abhängig. Wenn z. B. der Lymphfluß zu stark angestiegen ist (Flüssigkeitsausstrom), „bedingt" dies eine Flußumkehr. Eine rein sinusförmige Schwingung (unabhängiger Regelkreis) war in der Schockphase nicht zu analysieren. Dies war nicht zu erwarten, da wir durch aktives Eingreifen einen unbeeinflußten Regelprozeß nicht zuließen.

Der Ablauf solcher Regelvorgänge zwischen Intra- und Extravasalraum unterstreicht die Bedeutung des „Flüssigkeitsreservoirs" im Interstitium, wie dies u. a. von Shires et al. (1964), Shires (1965) und Pirkle u. Gann (1976) betont wurde.

Lymphfluß

Da der kolloidosmotische Druckgradient abnahm und der p_{mv} gegen Ende der Schockphase anstieg, vergrößerte sich der aus dem Gefäß weisende Kraftvektor. Dennoch beobachteten wir eine anhaltende Lymphflußminderung. Dies könnte durch eine Verringerung der filtrierenden Oberfläche erklärt werden.

Eine Oberflächenreduktion kann durchaus eintreten, ohne daß Perfusionsausfälle klinisch faßbar sind. Auch die Lungenwassermessung muß nicht durch einen gleichmäßigen Ausfall, z. B. jeder 2. Kapillare, beeinflußt werden, da der Thermobolus mit großer Diffusionsgeschwindigkeit diesen Ausfall überbrückt (Lewis et al. 1982). Bei der Untersuchung mit Mikrosphären, mit der eine gleichbleibende Perfusion im Schock festgestellt wurde (Minnear et al. 1981), könnte ein diffuser, gleichmäßiger Ausfall einer Entdeckung entgehen. Dennoch wäre die filtrierende Oberfläche halbiert. Die Lymphflußabnahme trotz höherer Drücke wäre damit erklärt.

Beurteilung der Permeabilität. Aufgrund dieser Ungewißheiten über eine Oberflächenänderung kann der Lymphfluß im Zusammenhang mit den wirksamen Drücken in der Schockphase nicht zur Beurteilung der Permeabilität herangezogen werden.

Clearance

Der Clearancewert in der Schockphase ist zur Überprüfung einer Schädigung ebenfalls nicht verwertbar, da zur Beurteilung dieser Größe eine Steigerung des Lymphflusses erforderlich ist (Hill et al. 1980; van der Zee et al. 1980). Dies ist im hypovolämischen Schock nicht der Fall.

Permeabilitätsberechnung

Wir versuchten daher, die Permeabilitätskonstanten σ und K_f mit den existierenden Formeln (Kedem u. Katchalsky 1958 u. a.) zu berechnen. Da die damit kalkulierten Werte jedoch immer oberflächenabhängig sind, ist auch mit diesen Rechengrößen keine sichere Aussage möglich. Dies gilt auch für die „permeability surface area" (PS).

In einer Neubearbeitung der ursprünglichen Gleichungen von Kedem u. Katchalsky entwickelten Neumann (im Druck) und Sturm (im Druck) Formeln zur oberflächenunabhängigen Quantifizierung der Permeabilität.

Durch die Einführung des Leitwertverhältnisses γ, in dem die Größen L_D und K_f zusammengefaßt werden, konnten wir die Oberfläche als Störgröße der Berechnung ausschalten.

Die Berechnung von σ führten wir in ähnlicher Weise wie Taylor 1977 im Vergleich von Wertepaaren durch (Crosspointmethode). Dabei wurden die Werte von 2 verschiedenen Messungen benutzt. Zur Kennzeichnung der Werte der 2. Messung sind diese im folgenden mit einem Strich indiziert. Zur Kalkulation des Lösungsmittelflusses entwickelten bzw. benutzten wir folgende Gleichungen:

$$\dot{n}_s = \omega\Delta\pi + J_v c_s (1 - \sigma). \qquad (4)$$

Diese Gleichung entspricht der Originalgleichung für den Lösungsmittelfluß von Kedem u. Katchalsky.

Für den Teilchenfluß erhielten wir die neue Gleichung:

$$\frac{\dot{n}_s}{c_s} = L_D\Delta\pi + J_v \frac{1 - \sigma\Delta p}{\Delta p - \sigma\Delta\pi} . \qquad (5)$$

Daraus resultiert folgende Berechnung von σ:

$$\sigma = \frac{c_s'\Delta\pi'\Delta p\,(c_0 - c_s) - c_s\Delta\pi\Delta p'\,(c_0' - c_s')}{c_s'\Delta\pi'\,(c_0\Delta\pi - c_s\Delta p) - c_s\Delta\pi\,(c_0'\Delta\pi' - c_s'\Delta p')} . \qquad (6)$$

Wir konnten zeigen, daß die Onsagar-Gleichung für unsere Kalkulationen zutrifft. Die Berechnungen folgen also den thermodynamischen Gesetzmäßigkeiten.

Der errechnete Normalwert für σ war: $\sigma = 0{,}398 \pm 0{,}017$.

Der Wert in der Schockphase (Gruppe P und R) betrug: $\sigma = 0{,}249 \pm 0{,}033$.

Der Unterschied war hoch signifikant.

Im Vergleich zu den Werten für σ in der Literatur liegt der von uns errechnete Normalwert im unteren Normbereich. Dies ist darauf zurückzuführen, daß wir bei der Kalkulation von σ die Proteinkonzentration in der Kapillarmembran als Rechenwert benutzen und nicht die Proteinkonzentration im Plasma.

Für das Konzentrationsverhältnis c_0/c_s gilt die gleiche Beziehung wie von Brigham et al. (1982), Rutili et al. (1982) und Taylor et al. (1982) dargestellt:

$$\sigma = 1 - Ly/Pl \qquad (7)$$

Ly/Pl Lymphe-Plasma-Verhältnis.

Brigham, Taylor und Rutili beschreiben, daß das Lymphe-Plasma-Verhältnis bei hohem Lymphfluß bis auf 0,26 abfällt. Dies ergibt einen σ-Wert von 0,74.

Würde man an Stelle der Plasmaproteinkonzentration, die diese Autoren zur Kalkulation benutzen, den entsprechenden Rechenwert für die Proteinkonzentration in der Membran (c_s) einsetzen, ergäbe sich für σ ein Wert von 0,44. Dieser Wert wäre nur 12% höher als der von uns errechnete Normalwert für σ.

Der Normalwert für das Leitwertverhältnis γ war $0{,}36 \pm 0{,}027$, in der Schockphase betrug γ $0{,}396 \pm 0{,}09$. Der Wert war nicht verschieden.

Aus diesen Kalkulationen leiten wir ab, daß die Durchlässigkeit der Lungenkapillaren für Proteine bereits während der Schockphase erheblich pathologisch verändert war.

Diskussion der Befunde in der Therapiephase

Mit einsetzender Therapie wurde eine Reihe von Parametern komplex verändert.

Um Fehler bei der Interpretation zu vermeiden, konzentrieren sich die folgenden Betrachtungen auf den Abschnitt T130 – T300 der Therapiephase, in dem ein Steady state eingetreten war.

In den Tabellen und Abbildungen sind die Werte für alle Zeiten dargestellt, um die Reaktionen auf die differente Therapie beurteilen zu können.

Reaktionen von Herz und Kreislauf

Blutdrücke im großen und kleinen Kreislauf und Herzfrequenz

Mit einsetzender Volumentherapie wurden die Ausgangsverhältnisse des Kreislaufs rasch wieder hergestellt. Es bestand kein signifikanter Unterschied zwischen Elektrolyt- und Proteinlösungen. Die Herzfrequenz in der Gruppe R normalisierte sich etwas langsamer, die beiden Gruppen waren jedoch nicht signifikant verschieden.

Die größere initiale Volumenwirksamkeit der Proteinlösungen führte zu einer überschießenden Auffüllung des Kreislaufs mit Gipfelwerten für alle Blutdrücke sofort nach Therapiebeginn. Bei 4 Tieren, die mit Proteinlösung behandelt wurden, mußte die Therapie im Verlauf wegen Überschreiten des Grenzwertes für den linken Vorhofdruck vorübergehend unterbrochen werden. Diese überschießende Reaktion resultierte aus unserem Bemühen, die Kreislaufsituation möglichst rasch zu normalisieren. Ähnlich wie Virgilio et al. (1979a) aus einer klinischen Studie berichteten, ist eine exakte Adaption an die Normalwerte mit kolloidalen Lösungen offensichtlich schwieriger als mit Elektrolytlösungen. Virgilio führte Lungenödeme bei 2 Patienten auf eine akute Überlastung des Herzens unter einsetzender Therapie mit Proteinlösung zurück. Eine solche Herzbelastung entstand, wie an den Arbeitsindizes für das linke und rechte Herz abzulesen ist, auch initial in der Gruppe P (Tabelle 6 u. 7). Nur in dieser Gruppe verstarben Tiere sofort nach Therapiebeginn (30%).

Zur Wiederherstellung des Kreislaufs mußte wesentlich mehr Ringer-Laktat als Proteinlösung infundiert werden. Wir benötigten die 4fache Elektrolytmenge. Virgilio et al. (1979a, b) hatten nur doppelt soviel Elektrolytlösung wie kolloidale Lösung infundiert. Der Unterschied könnte durch die fehlenden zusätzlichen Bluttransfusionen in unserem Experiment erklärt sein. Die Auffüllung des interstitiellen Raumes und evtl. auch eine Zunahme des intrazellulären Volumens nach Zellschädigungen erklärt diesen großen Flüssigkeitsbedarf.

Die Druckanstiege im Pulmonalkreislauf waren bis auf den initialen Peak für beide Gruppen gleich.

Linker Vorhofdruck und mikrovaskulärer Druck

Der linke Vorhofdruck war bei der Gruppe P während der gesamten Therapiephase etwa um 3 mmHg höher als der Druck bei der Gruppe R. Da jedoch der Pulmonalarteriendruck bei proteinbehandelten Tieren etwas niedriger war, resultierten gleichhohe mikrovaskuläre Drücke.

Der p_{mv} war für beide Gruppen um 100% höher als bei den Kontrolltieren. Dieser höhere Wert ist in seinen Auswirkungen auf den Lymphfluß von besonderem Interesse (Abb. 21).

Herzleistung

Das Herzzeitvolumen stieg in beiden Therapiegruppen sofort nach Beginn der Therapie etwa auf doppelte Höhe. Die initial höheren Fülldrücke für die proteinbehandelten Tiere resultierten ebenfalls in einem etwas höheren Herzzeitvolumen. Die Endwerte beider Gruppen waren identisch (Abb. 23).

Ein deutlicher Unterschied ergab sich beim Vergleich des Quotienten der linksventrikulären Funktion beider Gruppen (Tabelle 6). Dieser Quotient (Forrester u. Swan 1974) beschreibt die Steigung der Starling-Kurve und stellt einen orientierenden Parameter für die Leistungsfähigkeit des Herzens dar.

Um die gleiche Herzleistung zu erhalten, war in der Proteingruppe ein relativ höherer Fülldruck erforderlich. Zur Anhebung des Herzzeitvolumens um 80% in der Gruppe P war eine Steigerung des Fülldrucks um 80% erforderlich. Ein Anstieg des linken Vorhofdrucks um 49% steigerte in der Gruppe R das Herzzeitvolumen dagegen um 73%.

Kovalik et al. (1981) wiesen nach, daß nach Therapie mit Proteinlösungen die verfügbare Menge an ionisiertem Kalzium im Kreislauf signifikant vermindert war. Gleichzeitig war die Herzleistung bei diesen Patienten deutlich schlechter als bei elektrolyttherapierten Patienten. Ein solcher Mechanismus könnte unsere Befunde zur unterschiedlichen Herzleistung erklären (höhere Kalziumbindung an Proteine).

Kreislaufwiderstände

Pulmonalvaskulärer Widerstand. Die Pulmonalarteriendrücke stiegen, wie erwartet, in der Therapie erheblich an. Der Anstieg des HZV war jedoch relativ größer, so daß ein Abfall des R_{Pulm} resultierte. Der Endwert war in der proteinbehandelten Gruppe signifikant niedriger als in der Ringer-Laktat-Gruppe. Dieser niedrigere Wert wurde v. a. durch den höheren linken Vorhofdruck verursacht. Eine Erklärung für den niedrigeren R_{Pulm} könnte eine Zunahme des Kapillarquerschnittes bei einer gewissen „Stauung" im Pulmonalkreislauf sein (Abb. 25).

Systemisch-vaskulärer Widerstand. Eine Dilatation der peripheren Gefäße, noch durch den Schock verursacht, trat sofort nach Therapiebeginn auf. Der Abfall war in der proteinbehandelten Gruppe erneut etwas größer, eine Erklärung für diesen Unterschied konnten wir nicht finden. Eine Viskositätssenkung mit Verbesserung der Rheologie wäre eher für die Gruppe R anzunehmen und kommt nicht als Ursache in Frage (Abb. 24).

Extravaskuläres Lungenwasser

Unter der intensiv einsetzenden Therapie mit großen Mengen an Elektrolyt- und Proteinlösungen blieb der Lungenwasserwert gleich.

Zum Ende der 3stündigen Therapiezeit war der EVLW-Wert der elektrolytbehandelten Tiere nahe dem Kontrollwert, der EVLW-Wert der proteinbehandelten Tiere war zum Zeitpunkt T300 signifikant höher. Dieser höhere Wert entsprach einem geringen Ödem (Abb. 46).

Der Verlauf der EVLW-Werte läßt folgende Schlußfolgerungen zu:

1. Da die EVLW-Werte in der initialen Therapiephase gleichblieben, kann ausgeschlossen werden, daß ein während der Schockzeit entstandenes Ödem der Messung entgangen sein könnte.
2. Nach schwerem traumatisch-hämorrhagischem Schock trat trotz aggressiver Volumentherapie kein initiales Lungenödem auf.
   Dieser Befund entsprach Beobachtungen von Tranbaugh et al. (1980) nach reinem hämorrhagischem Schock.

Abweichendes Verhalten der Gruppe P. Der signifikant höhere EVLW-Wert zum Ende der Therapie in der proteinbehandelten Gruppe entspricht klinisch einem minimalen Ödem, das an keinem anderen pulmonalen Parameter sichtbar wurde. Dieser Befund nach Albumintherapie deckt sich mit den Beschreibungen von Holcroft u. Trunkey (1974, 1975) und Holcroft et al. (1978) u. a. und ist das Äquivalent zu dem von Moss (1978) elektronenoptisch festgestelltem leichtem interstitiellem Ödem nach Albumintherapie. Bei alternativer Therapie mit Elektrolyt- oder Proteinlösungen nach septischem Schock fanden wir das gleiche Ergebnis (Sturm et al. 1979c).

Hämodynamische Ursachen für den unterschiedlichen Flüssigkeitsgehalt sind nicht anzunehmen, da der mikrovaskuläre Druck in beiden Gruppen identisch war.

Lungenfunktion

Unter der Therapie nahm der Sauerstofftransport bei gesteigertem Herzzeitvolumen deutlich zu. Die Werte waren für beide Gruppen gleich.

Die O_2-Extraktion, die arteriovenöse Sauerstoffdifferenz und die O_2-Verfügbarkeit waren ebenfalls gleich groß. Die pulmonale Shuntfraktion stieg für beide Gruppen gleich stark an, es bestand ein signifikanter Unterschied gegenüber der Kontrollgruppe.

Die Parameter der Lungenmechanik (Compliance, Resistance) zeigten keinen unterschiedlichen Verlauf für beide Gruppen.

Wie im Kapitel Stand der Forschung dargelegt, sind diese Parameter nicht sensitiv genug, um feine Änderungen des Flüssigkeitsgehaltes zu erfassen.

Flüssigkeits- und Proteinbewegungen

Die transkapillären Flüssigkeits- und Proteinbewegungen in Beziehung zu den einwirkenden Kräften sind nach Staub (1980) Grundlage zur Beurteilung einer evtl. Permeabilitätsschädigung. Die Veränderung einzelner Parameter während der Therapiephase wird in ihrem Zusammenhang und ihrer Aussagekraft im folgenden diskutiert.

Lymphmenge und hydrostatischer Druckgradient

Erdmann et al. (1975) und Parker et al. (1981c) erarbeiteten eine feste Beziehung zwischen dem mikrovaskulären Druck und dem Lymphfluß. Parker fand eine Steigerung des Lymphflusses um 70% bei einer Druckerhöhung um 10 cm H_2O. Nach einer Neukalkulation der Daten von Erdmann durch Kramer et al. (1981) ergibt eine Drucksteigerung um 1 mmHg eine Lymphflußsteigerung von 9,2 $\mu l \cdot min^{-1}$. Da bei unseren Versuchen in der Therapiephase der p_{mv} um 5,5 mmHg in beiden Gruppen anstieg, wäre eine entsprechende Lymphflußsteigerung um etwa 3 $ml \cdot h^{-1}$ zu erwarten gewesen.

Die Lymphmenge nahm jedoch um 8,4 $ml \cdot h^{-1}$ in der Gruppe P und um 19 $ml \cdot h^{-1}$ in der Gruppe R zu.

Für die überproportionale Steigerung des Lymphflusses im Verhältnis zum einwirkenden hydrostatischen Druck können neben einer Permeabilitätsschädigung 2 weitere Ursachen diskutiert werden:

1. Eine Widerstandserhöhung im venösen Schenkel der Pulmonalkapillaren würde den hydrostatischen Druck erhöhen, ohne daß sie die Kalkulation des p_{mv} beeinflussen müßte. Tatsächlich ist eine Zunahme des venösen Widerstandes nach Trauma von Cook u. Webb (1968) beschrieben worden.
   Die Übereinstimmung der linken Vorhofdrücke mit den pulmonalkapillären Drücken macht jedoch eine erhebliche Widerstandsvermehrung zwischen beiden Meßpunkten unwahrscheinlich. Eine Zunahme des venösen Widerstandes als Ursache für die gestörte Fluß-Druck-Beziehung schließen wir daher aus.
2. Eine Vergrößerung der Filtrationsfläche unter Drucksteigerung, wie sie nach Jones et al. (1982) und Simon et al. (1982) für eine überproportionale Lymphflußzunahme ursächlich sein kann, können wir nicht ausschließen. Bei erheblicher Steigerung des Herzzeitvolumens und fallendem p_{mv} ist ein solcher Mechanismus denkbar. Allerdings war von Jones die Vergrößerung der Kapillaroberfläche nach wesentlich höheren Drücken, als sie in unseren Experimenten auftraten, beobachtet worden.

Beurteilung der Permeabilität. Die Lymphflußsteigerung während der Therapiephase übertrifft bei weitem die normale Lymphfluß-Lymphdruck-Beziehung. Die Ursache könnte eine erhöhte Kapillardurchlässigkeit sein. Eine Vergrößerung der Filtrationsfläche als Ursache für diesen Befund kann nicht ausgeschlossen werden.

Lymphmenge und kolloidosmotischer Druckgradient

Aus neueren Untersuchungen ist bekannt, daß eine Verminderung des kolloidosmotischen Drucks eine erhebliche Lymphflußsteigerung nach sich zieht. Zarins et al. (1978) fanden eine 7fache Lymphflußsteigerung bei einer Konzentrationsverminderung des Plasmaproteins um 62%. Kramer et al. (1981) stellten beim Abfall des kolloidosmotischen Drucks um 1 mmHg einen Lymphflußanstieg um 21,3 $\mu l \cdot min^{-1}$ fest. Die Änderung des kolloidosmotischen Druckgradienten wirkt sich nach diesen Daten 2,5mal so stark aus, wie eine gleichgroße Änderung des hydrostatischen Drucks.

Die kolloidosmotische Druckdifferenz bei den untersuchten Tieren war im Steady state nur geringgradig verändert (Tabelle 13).

In der proteinbehandelten Gruppe waren die Werte um 2,1 mmHg, in der elektrolytbehandelten Gruppe um 1,5 mmHg abgefallen. Nach der von Kramer aufgestellten Beziehung hätte diese Änderung des kolloidosmotischen Druckgradienten eine Lymphflußvermehrung um 2,7 ml · h^{-1} für die kolloidbehandelten Tiere und um 1,9 ml · h^{-1} für die elektrolytbehandelten Schafe mit sich bringen müssen.

Beurteilung der Permeabilität. Die beobachteten Veränderungen des Lymphflusses divergieren erheblich von den dargestellten Beziehungen. Dies kann als Hinweis auf eine erhöhte Kapillardurchlässigkeit gedeutet werden.

Lymphmenge und Differenz zwischen hydrostatischem und kolloidosmotischem Druckgradienten

Da in Nachahmung der klinischen Situation eine komplexe Änderung des mikrovaskulären Druckes und des kolloidosmotischen Druckgradienten erfolgte, muß die Änderung des Nettokraftgradienten in seiner Auswirkung auf den Lymphfluß beurteilt werden.

Außer Kramer et al. (1981, 1982) nahmen keine der Autoren, die die Auswirkung einer p_{mv}-Steigerung auf den Lymphfluß untersuchten, zu einer gleichzeitigen Änderung des kolloidosmotischen Druckgradienten Stellung. Es wurde offensichtlich angenommen, daß eine solche Änderung unbedeutend sei. Um das Verhältnis, Lymphflußänderung zur einwirkenden Kraft, das wir bei unseren Untersuchungen fanden, mit den Ergebnissen anderer Autoren vergleichen zu können, kalkulierten wir die erforderlichen Werte aus einer Reihe anderer Studien. Für Untersuchungen am Schaf ohne einen Permeabilitätsschaden errechneten wir folgendes Verhältnis zwischen Lymphflußzunahme und Druckänderung (Nettogradient):

Erdmann et al. 1975:	25,0 μl · min^{-1} · $mmHg^{-1}$
Brigham u. Owen 1975a:	23,5 μl · min^{-1} · $mmHg^{-1}$
Woolverton et al. 1978:	28,8 μl · min^{-1} · $mmHg^{-1}$
Brigham et al. 1974:	19,8 μl · min^{-1} · $mmHg^{-1}$

Bei der Berechnung des Verhältnisses Lymphfluß zu Druckänderung aus den Daten unseres Experiments (Therapiephase) fanden wir folgende Beziehung:

Proteinbehandelte Gruppe:	16,6 μl · min^{-1} · $mmHg^{-1}$
Elektrolytbehandelte Gruppe:	48,5 μl · min^{-1} · $mmHg^{-1}$

Beurteilung der Permeabilität. Da sowohl der kolloidosmotische Druckgradient als auch der hydrostatische Druck einen Einfluß auf den Lymphfluß ausüben, muß die Größe des Nettodruckgradienten in Beziehung zum Lymphfluß gesetzt werden. Bei der Beurteilung gilt erneut die Einschränkung, daß eine Änderung der Filtrationsoberfläche die Beziehung beeinflußt.

Von besonderem Interesse ist der unterschiedliche Zusammenhang zwischen Lymphfluß und Druck bei der Gruppe P und R. Bezogen auf eine Druckänderung von 1 mmHg ist die Lymphflußänderung bei den proteinbehandelten Tieren geringer als in der Literatur angegeben.

Umgekehrt ist die Lymphflußänderung pro mmHg in der elektrolytbehandelten Gruppe wesentlich größer als die vergleichbaren Werte der Literatur.

Da die Literaturdaten aus Studien unter Normalbedingungen stammen und das Verhältnis Lymphfluß zu Druck ein Maß für die Permeabilität der Kapillarmembran darstellen kann, ergeben sich 2 mögliche Erklärungen für die Unterschiede zwischen beiden Gruppen:

1. Eine Erhöhung der Plasmaproteinkonzentration vermindert die Permeabilität für Wasser, die Kapillarmembran wird für Flüssigkeiten dichter.
2. Eine Konzentrationsminderung der Proteine im Intravasalraum erhöht die Permeabilität für Wasser. Diese Interpretation wird auch von Kramer et al. (1981, 1982) zur Diskussion gestellt. Allerdings weisen sie bereits darauf hin, daß eine solche Permeabilitätsänderung für Wasser evtl. durch Änderungen im Interstitium verursacht sein könnte. Die Größe von K_f werde evtl. vom Interstitium mitbestimmt.

Proteinfluß und Lymphfluß

Der transkapilläre Teilchenfluß steigt mit zunehmendem Lymphfluß. Die Beziehung ist abhängig von der Molekülgröße der Substanz. Bei höheren Lymphflußwerten ergibt sich eine lineare Beziehung zwischen Lymphfluß und Teilchenfluß (Abb. 3).

Die von Brigham u. Owen (1975a) aufgestellte lineare Beziehung:

$$\text{Proteinflußsteigerung } (\%) = \text{Lymphflußsteigerung } (\%) \cdot 0{,}3 + 6{,}4\ (\%)$$

gilt nur für Plasmaproteinkonzentrationen im Normalbereich. Daher kann nur die Gruppe P im Steady state beurteilt werden (P: Proteinkonzentration 63 mg/ml). Wir fanden bei einer Lymphflußzunahme von 70% eine Steigerung des Proteinflusses um 83%, des Albuminflusses um 170% und des CHE-Flusses um 32%.

Nach der Beziehung von Brigham wäre für unsere Tiere bei intakter Permeabilität eine Steigerung des Proteinflusses um 33% zu erwarten.

Beurteilung der Permeabilität. Die überproportionale Zunahme des Proteinflusses läßt auf einen Permeabilitätsschaden für Proteine schließen. Die Flußzunahme ist von der Molekülgröße der Substanz beeinflußt.

Abweichendes Verhalten der Gruppe R:

1. Die Abhängigkeit des Proteinflusses von der Plasmaproteinkonzentration ist an den Werten der Gruppe R gut zu demonstrieren. Obwohl der Lymphfluß in dieser Gruppe wesentlich höher ansteigt, nimmt der Proteindurchtritt durch die Kapillarmembran stark ab. Dies wird durch den geringen diffusiven Anteil am Teilchenfluß bei niedriger Plasmaproteinkonzentration erklärt (Abb. 6).
2. Bevor der Proteinfluß abfällt, ist ein initialer Peak erkennbar (Abb. 30). Der Lymphfluß steigt rasch an, die Lymphproteinkonzentration bleibt vorübergehend noch erhöht. Dieser Verlauf entspricht dem „Auswaschen" von Proteinen aus dem Interstitium.
3. Obwohl die mikrovaskulären Drücke nach Therapiebeginn in beiden Gruppen gleichzeitig und rasch ansteigen, gibt es eine Zeitdifferenz für den Anstieg des Lymphflusses bei beiden Gruppen (Abb. 26 u. Tabelle 8). Der Lymphfluß in der Gruppe R reagiert schneller und steigt steiler an, Gruppe P reagiert 15–30 min später.

Lymphe-Plasma-Verhältnis (Protein, Albumin, Cholinesterase) und Lymphfluß

Die Zusammenhänge zwischen dem Lymphe-Plasma-Verhältnis und dem Lymphfluß sind in Abb. 4 u. 5 dargestellt. Unter Normalbedingungen führt eine Anhebung des hydrostatischen Druckes mit Lymphflußzunahme zum Ausspülen der interstitiellen Proteine und damit zu einer stetigen Abnahme des Lymphe-Plasma-Verhältnisses bis zu einem Minimalwert. Aus den Daten von Erdmann kann eine Abnahme des Lymphe-Plasma-Verhältnisses um 40% bei Verdoppelung des Lymphflusses abgeleitet werden. Bei der Gruppe P fanden wir jedoch bei einer 70%igen Lymphflußsteigerung einen Anstieg des Lymphe-Plasma-Verhältnisses der Proteine um 14%. Für Albumin stieg das Lymphe-Plasma-Verhältnis sogar um 18%. Für das CHE-Molekül blieb das Lymphe-Plasma-Verhältnis bei gestiegenem Lymphfluß gleich.

Beurteilung der Permeabilität. Ein gleichbleibendes Lymphe-Plasma-Verhältnis bei steigendem Lymphfluß kann auf eine Vergrößerung der Oberfläche zurückzuführen sein und muß nicht mit einer Permeabilitätsschädigung zusammenhängen. Da jedoch bei der Gruppe P das Lymphe-Plasma-Verhältnis unter Lymphflußzunahme anstieg, kann auf einen Permeabilitätsschaden geschlossen werden.

Abweichendes Verhalten der Gruppe R. Wie in Abb. 6 erkennbar, ist die Beziehung zwischen Lymphe-Plasma-Verhältnis und Lymphfluß von der Plasmaproteinkonzentration abhängig. Die herabgesetzte Konzentration nach Elektrolyttherapie führt zu einer raschen Annäherung des Lymphe-Plasma-Verhältnisses an den Minimalwert.

Da zur Zeit noch nicht genügend grundlegende Daten über die Beziehung des Lymphe-Plasma-Verhältnisses zum Lymphfluß bei niedrigen intravasalen Konzentrationen vorliegen, können wir aus unseren Ergebnissen keine Aussage dazu machen, ob bei einer 2,5fachen Steigerung des Lymphflusses bereits der Minimalwert des Lymphe-Plasma-Verhältnisses erreicht ist ($\sigma = 1 - Ly/Pl$). Nach Brigham ist eine Steigerung um das 5fache erforderlich.

Clearance (Protein, Albumin, Cholinesterase) und Lymphfluß

Im Parameter „Clearance" wird der konvektive und der diffusive Anteil des Proteinflusses zusammengefaßt. Wie bereits dargestellt, ist der Zusammenhang zwischen Clearance und Lymphfluß am besten geeignet, einen Permeabilitätsschaden zu erfassen (minimale Abhängigkeit der Beziehung von der Filtrationsoberfläche) (Abb. 11). Zur Interpretation verglichen wir unsere Ergebnisse mit Quotienten, die wir aus anderen Studien errechneten.

Zum Vergleich mit unseren Ergebnissen interessieren vor allem 2 Datengruppen:

- Veränderung des Verhältnisses $Clea/Flow_{Ly}$ bei ausschließlicher Änderung des hydrostatischen Drucks (kein Permeabilitätsschaden)
- Veränderung bei Permeabilitätsschäden unterschiedlicher Genese, z. B. nach Endotoxin- oder Pseudomonasinjektion.

Die auswertbaren Studien waren nicht sehr zahlreich, da selten alle erforderlichen Daten angegeben waren.

1. Für die Abhängigkeit nach mikrovaskulärer Drucksteigerung erhielten wir folgenden Wert für Clea/Flow$_{Ly}$:

Brigham u. Owen 1975a	= 0,53	Erdmann et al. 1975	= 0,47
Jones et al. 1982	= 0,60	Brigham u. Owen 1975b	= 0,53
Woolverton et al. 1978	= 0,47		

2. Der Wert für Clea/Flow$_{Ly}$ bei Permeabilitätsschäden unterschiedlicher Genese war:

Bressack et al. 1979	= 0,72	Van der Zee et al. 1980	= 0,78
Brigham 1976b	= 0,77	Brigham et al. 1974	= 0,69
Foy et al. 1979	= 0,56	Barie et al. 1981	= 0,77
Bowers et al. 1979	= 0,69	Brigham u. Owen 1975a	= 0,65

3. Der Wert für Clea/Flow$_{Ly}$ aus unseren Daten betrug 0,66.

In explorativer Weise erarbeiteten wir optimale Korrelationsgleichungen für die Wertepaare und erhielten folgende Funktionen:

1. Clea/Flow$_{Ly}$ nach mikrovaskulärer Drucksteigerung ohne Permeabilitätsschaden (Literatur):

$$y = 0{,}53 + 0{,}447\,x; \quad r = 0{,}9 \tag{8}$$

2. Clea/Flow$_{Ly}$ nach traumatisch-hämorrhagischem Schock (eigene Daten):

$$y = 2{,}04 + 0{,}603\,x; \quad r = 0{,}87 \tag{9}$$

3. Clea/Flow$_{Ly}$ nach Permeabilitätsschäden diverser Genese (Literatur):

$$y = 1{,}68 + 0{,}581\,x; \quad r = 0{,}97 \tag{10}$$

Die Wertepaare und Regressionsgeraden der Gl. 8 und 9 sind in der Abb. 49 dargestellt. Die Regressionsgleichungen wurden statistischen Testverfahren unterworfen. Sowohl Gl. 9 als auch 10 war signifikant von der Funktion bei mikrovaskulärer Drucksteigerung (Funktionsgl. 8: intakte Permeabilität) verschieden.

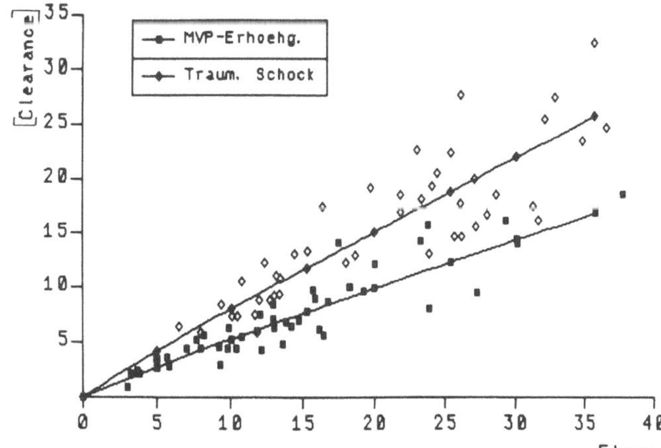

Abb. 49. Zusammenhang zwischen Proteinclearance und Lymphfluß

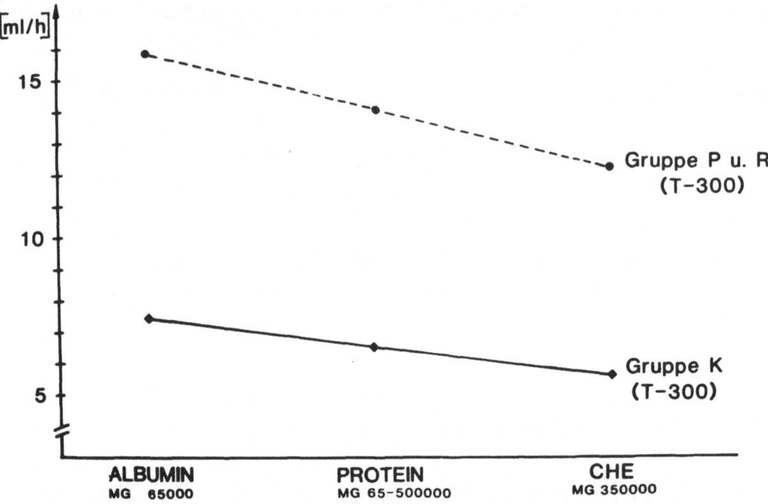

Abb. 50. Abhängigkeit der Clearance von der Molekülgröße der Substanz

Beurteilung der Permeabilität. Aus diesen Befunden leiten wir ab, daß nach traumatisch-hämorrhagischem Schock ein Permeabilitätsschaden vorliegt. Da Einflüsse der Filtrationsoberfläche eliminiert sind, ist die Größe aussagekräftig.

Daß die Steigung der Funktion Clearance in Abhängigkeit vom Fluß tatsächlich die Siebeigenschaft der Kapillarmembran beschreibt, ist u. a. daran abzulesen, daß die Clearancewerte in ihrem Verhältnis zum Fluß sowohl für die elektrolytbehandelten Tiere als auch für die proteinbehandelten Tiere gleich sind. Dies bedeutet, daß die Reflexionseigenschaft der Kapillarmembran für beide Therapiearten gleich ist.

Ähnlich wie Brigham et al. (1976b) nach Endotoxin finden wir (Abb. 50) allerdings eine Abhängigkeit der Clearance von der Molekülgröße der Substanz. Dies bedeutet, daß zwar eine Permeabilitätsschädigung vorliegt, aber dennoch eine gewisse Siebfähigkeit erhalten ist.

Berechnung von σ

Bei der Berechnung von σ mit den von uns entwickelten Formeln erhalten wir erneut einen signifikant niedrigeren Wert im Vergleich zur Kontrollgruppe. σ ist mit $0{,}292 \pm 0{,}049$ und $0{,}291 \pm 0{,}051$ für beide Gruppen nahezu identisch. Der Unterschied zur Kontrollgruppe ist signifikant.

Zusammenfassende Beurteilung der Permeabilität. Die starke Abweichung der nach traumatischem Schock gefundenen Zusammenhänge von Lymphfluß und einwirkendem Druck, von Proteinfluß und Lymphmenge sowie des Lymphe-Plasma-Verhältnisses und des Lymphflusses vom normalen Verhältnis weist auf einen Permeabilitätsschaden hin.

Der Quotient Clearance/Lymphfluß eliminiert die schwer abschätzbaren Einflüsse der Filtrationsoberfläche auf die Beziehungen und ist daher zur Beurteilung am aussagekräftigsten.

Der signifikante Unterschied zwischen der Funktionsgleichung für eine intakte Membran und der Gleichung für die Werte nach traumatisch-hämorrhagischem Schock beweist einen frühen Permeabilitätsschaden nach Trauma.

Der signifikant veränderte Reflexionskoeffizient σ ist ein weiterer Beweis für den Permeabilitätsschaden.

Die Auswirkungen der unterschiedlichen Volumentherapie – Kapillarmembran und Interstitium

Die Aussage der Gruppe um Renkin (Kramer et al. 1981, 1982; Harms et al. 1981a, b, 1982), daß eine Hypoproteinämie die Leitfähigkeit der Kapillarmembran für Wasser erhöht, ist von besonderem Interesse für die klinische Anwendung. Da eine Volumentherapie mit Elektrolytlösungen die Plasmaproteinkonzentration senkt, hätte eine solche Therapie eine vermehrte Durchlässigkeit der Kapillarmembran für Wasser zur Folge. Die Befürchtung, daß ein solcher Mechanismus – v. a. bei einem Permeabilitätsschaden – zu einem Lungenödem führen könnte, liegt nahe. Andererseits diskutierten diese Autoren bereits, daß die erhöhte Leitfähigkeit für Wasser evtl. mehr durch das Interstitium und Änderung seiner Strukturen beeinflußt wird als durch die Kapillarmembran selbst.

Um diese Aussagen und das unterschiedliche Verhalten von Lymph- und Proteinfluß bei unseren Ergebnissen zu überprüfen, kalkulierten wir die Werte der Leitfähigkeit für Wasser und Teilchen für die unterschiedlich behandelten Gruppen.

Unter der Modellvorstellung, daß Kapillarmembran und Interstitium jeweils einen separaten Widerstand für den Teilchen- und Wasserfluß darstellen, berechneten wir das Leitwertverhältnis γ:

$$\gamma = \frac{L_D}{K_f} = \frac{\left(\frac{c_0}{c_s} - 1\right)\left(\Delta p - \sigma\Delta\pi\right) + \sigma\Delta p}{\pi} \tag{11}$$

und näherungsweise die Werte für L_D

$$L_D = \frac{J_v\left(\frac{c_0}{c_s} - 1 + \frac{\sigma\Delta p}{\Delta p - \sigma\Delta\pi}\right)}{\Delta\pi} \tag{12}$$

und K_f

$$K_f = \frac{J_v}{\Delta p - \sigma\Delta\pi}\,. \tag{13}$$

Die Ergebnisse sind in der folgenden Übersicht dargestellt:

	γ	L_D	K_f
Kontrolle und Basis	0,360 ±0,027 n = 310	0,352 ±0,530 n = 310	0,952 ±0,114 n = 310
Schock	0,396 ±0,090 n = 30	0,260 ±0,061 n = 30	0,672 ±0,114 n = 30
Therapie Protein	0,466 ±0,106 n = 29	0,337 ±0,109 n = 29	0,670 ±0,123 n = 29
Therapie Elektrolyt	0,339 ±0,092 n = 25	0,453 ±0,171 n = 25	1,370 ±0,250 n = 25

Bei den Kalkulationen konnten wir die Vermutung von Kramer bestätigen, daß K_f zugleich der hydraulische Leitwert für Membran und Interstitium ist. Der Kehrwert dieser Größe ist der Flußwiderstand für diese Strukturen zusammen.

Der onkotische Leitwert für den Teilchenfluß ist ausschließlich an die Membran gebunden. Der reziproke Wert ist der Flußwiderstand für Teilchen an der Membran.

Statistische Analysen führten wir nur für γ durch, da die Werte für L_D und K_f nur Näherungswerte sind.

Der Wert für γ war bei den Tieren der Gruppe P signifikant erhöht: $\gamma = 0{,}466 \pm 0{,}106$. Wie in der Tabelle ersichtlich, beruht dieser erhöhte Wert von γ auf einem niedrigen Wert für K_f. In dieser Gruppe besteht also ein niedriger Leitwert für Wasser (hoher Flußwiderstand). Wie ebenfalls in der Tabelle ablesbar, ist im Gegensatz dazu der Leitwert K_f in der elektrolytbehandelten Gruppe mit 1,37 $\mathrm{ml} \cdot \mathrm{h}^{-1} \cdot \mathrm{cm}^{-2} \cdot \mathrm{mmHg}^{-1}$ deutlich erhöht. Dies entspricht einem stark verminderten Flußwiderstand für Wasser in dieser Gruppe. Da gleichzeitig die onkotische Leitfähigkeit in dieser Tiergruppe gering erhöht war, blieb der Wert für γ unverändert.

Diese Kalkulationen geben den Schlüssel zum Verständnis der unterschiedlichen Auswirkungen von Protein- und Elektrolyttherapie auf den Protein- und Wasserfluß in der Lunge.

Zur Interpretation fassen wir nochmals die gefundenen hauptsächlichen Unterschiede zwischen den Gruppen zusammen:

1. Trotz geringerem Druckgradienten war der Lymphfluß nach Elektrolyttherapie deutlich höher als nach Proteinzufuhr. Die Leitfähigkeit für Wasser war heraufgesetzt (unterschiedlicher Wert für K_f).
2. Bei gleichzeitigem Anstieg der wirksamen Drücke in der Therapie stieg der Lymphfluß bei den proteinbehandelten Tieren um 15–30 min später an. Der Proteinfluß stieg ebenfalls verzögert an.
3. Die transkapillär fließende Proteinmenge blieb unter Proteinzufuhr anhaltend hoch. Bei Elektrolyttherapie fiel der Proteinfluß nach initialem Peak ab, es wurden interstitielle Proteine ausgewaschen.

4. Der Flüssigkeitsgehalt des Interstitiums (EVLW) war in der 3. h nach Therapiebeginn bei den proteinbehandelten Tieren signifikant erhöht.

Wir haben mit unseren Berechnungen und Daten gezeigt, daß die Permeabilität der Kapillarwand für Proteine in beiden Gruppen gleich stark verändert ist (gleicher Wert für σ und gleicher Wert des Verhältnisses $Clea/Flow_{Ly}$). Gleichzeitig konnten wir zeigen, daß der hauptsächliche Unterschied beider Gruppen auf einem unterschiedlichen Leitwert für Wasser (K_f) beruht. Da K_f nach unseren Kalkulationen und der Meinung mehrerer Autoren (Kramer et al. 1981, 1982; Watson 1980; Watson et al. 1980; Aukland u. Nicolaysen 1981) v. a. durch die Beschaffenheit des Interstitiums bestimmt wird, erklären wir den unterschiedlichen Effekt nach Therapie mit kolloidaler oder kristalloider Lösung mit den neuen Erkenntnissen über die Funktion und Zusammensetzung des Interstitiums.

Im Normalzustand bewegen sich Flüssigkeit und Teilchen vorwiegend durch die freien Kanäle des Interstitiums (Abb. 8 u. 9). Bei auftretender Permeabilitätsschädigung der Lungenkapillaren tritt mehr Flüssigkeit in das Interstitium über. Bei Erhöhung der Hydratation werden die Proteine umverteilt, der interstitielle kolloidosmotische Druck sinkt. Die Ausschlußräume werden zugängig.

Die freien Kanäle, in denen sich Protein und Wasser sehr rasch bewegen können, werden in ihrer Dimension kleiner, da die kompakten Strukturen aufquellen.

Die hydraulische Konduktivität (K_f) in den Kollagenfasermassen wird dabei erhöht. Wasser kann durch das aufgelockerte Netzwerk rascher hindurchfließen (Watson 1980; Watson et al. 1980; Comper u. Laurent 1978). Eine Therapie mit Protein- oder Elektrolytlösungen greift nun in diese Mechanismen ein (schematisch in Abb. 51 u. 52 erklärt):

Elektrolytlösung (Abb. 51).
Nach Gabe von Elektrolytlösungen tritt weniger Protein durch die Kapillarmembran hindurch, es werden Proteine aus dem Interstitium ausgewaschen (Abnahme des Proteinflusses, Abb. 30). Der kolloidosmotische Druck im Interstitium sinkt. Der Sicherheitsmechanismus gegen ein

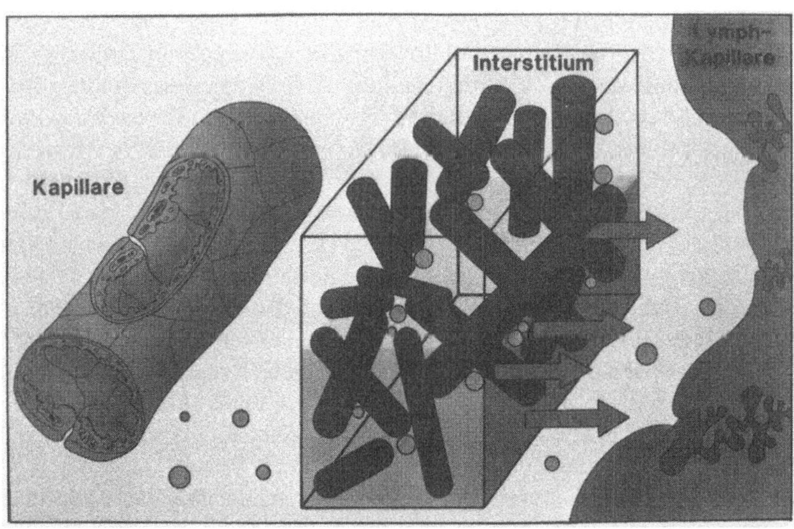

Abb. 51. Lymphfluß bei niedriger Plasmaproteinkonzentration

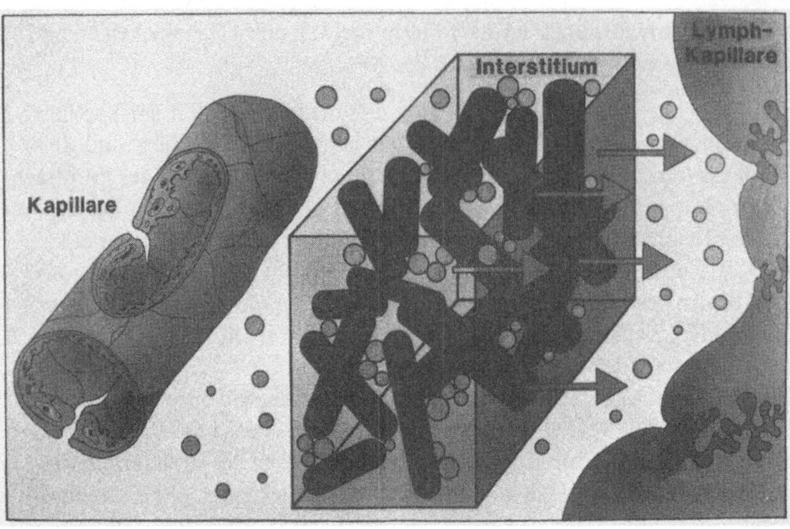

Abb. 52. Lymphfluß bei hoher Plasmaproteinkonzentration

Ödem durch Öffnen der Ausschlußräume für Proteine und Verminderung des kolloidosmotischen Drucks wird wirksam und verstärkt. Das aufgequollene Netzwerk, in das Protein eingedrungen ist, wird von Protein freigewaschen. Die höhere Konduktivität für Wasser nach Auflockerung des Netzwerkes kommt voll zum Tragen. Der Widerstand im Interstitium für den Wasserfluß sinkt. Pro Zeiteinheit bewegt sich mehr Flüssigkeit durch das Interstitium hindurch, dadurch wird die Drainage des Interstitiums verbessert (Flußerleichterung für Wasser). Trotz eines Permeabilitätsschadens steigt der Flüssigkeitsgehalt im Interstitium nicht an.

Proteinlösung (Abb. 52)

1. Bei leicht erhöhter Hydratation im Interstitium (Permeabilitätsschaden) laufen die gleichen Interaktionen ab. Durch intravasale Zufuhr von Protein mit erhöhtem Austritt wird jetzt jedoch die abfallende Konzentration (Proteinumverteilung) wieder rückgängig gemacht. Damit wird der Sicherheitsmechanismus gegen ein interstitielles Ödem, dem Guyton et al. (1979) und Taylor (1981) die größte Bedeutung zuschreiben, aufgehoben. Die Einschwemmung von Proteinen in das Interstitium hebt den Effekt des sog. „onkotischen Pufferns" auf.
2. Das Eindringen einer größeren Proteinmenge in die im Normalzustand kompakten Ausschlußräume setzt die Mobilität der Proteine im Interstitium stark herab (Gelfiltrationsmodell). Der Flußwiderstand für Proteine und damit für den begleitenden Wasserfluß steigt an. Die Leitfähigkeit für Wasser wird vermindert (Verzögerung im Lymphflußanstieg). Mit steigender Behinderung der Mobilität von Proteinen steigt deren Konzentration im Interstitium. Damit steigt der absolute Proteingehalt. Experimentell wurde diese bereits häufig nachgewiesen, u. a. von Parker et al. (1980), Holcroft u. Trunkey (1975), Sturm et al. (1979c) und Metzker et al. (1979).
   Die Zunahme des Flußwiderstandes führt zu einem niedrigeren Lymphfluß, die Drainagefähigkeit wird herabgesetzt. Es staut sich Flüssigkeit im Interstitium an (höherer EVLW-Wert).

3. Ein vermehrter Proteingehalt im Interstitium verstärkt nach Wiederhelm die Interaktionen mit großmolekularen Substanzen im Sinne einer Potenzierung von kolloidosmotischen Kräften. Dies fördert zusätzlich einen Einstrom und das „Festhalten" von Wasser im Interstitium.

Diese Funktionen des Interstitiums erklären das unterschiedliche Verhalten der Flüssigkeitsbewegung und des Flüssigkeitsgehaltes nach der Therapie mit kristalloiden oder kolloidalen Lösungen.

Bedeutung für die Klinik

1. Die Untersuchungen zeigen, daß bereits sehr frühzeitig nach traumatisch-hämorrhagischem Schock ein Permeabilitätsschaden der Lungenkapillaren auftritt. Dieser Permeabilitätsschaden ließ sich exakt berechnen und an einem stark erhöhten Austritt von Wasser und Proteinen in das Lungeninterstitium nachweisen. Die dabei auftretenden pathologischen Veränderungen beeinflussen die Wahl der Volumentherapie nach Schock.
2. Bei der klinischen Anwendung von Elektrolyt- bzw. Proteinlösungen wurde bisher v. a. die intravasale Wirkung der Proteine hervorgehoben. Wie aus unseren Ergebnissen hervorgeht, ist die Beeinflussung der interstitiellen Funktionen durch Proteine von größerer Bedeutung. Die Behinderung des Wasserflusses mit Flüssigkeitsvermehrung und die verminderte Drainagemöglichkeit eines interstitiellen Ödems erklären die ungünstigen Auswirkungen einer Volumentherapie mit Proteinen auf die Lungenfunktion.
   Die experimentellen Ergebnisse bieten Erklärungen für die klinischen Befunde von Lucas und Virgilio. Diese sahen eine verzögerte Flüssigkeitsmobilisierung mit länger anhaltender Lungenfunktionsstörung nach Behandlung eines traumatischen Schocks mit Proteinen im Vergleich zur Elektrolytgruppe. Bereits eine mäßige Vermehrung des extravaskulären Lungenwassers – wie wir dies nach Proteintherapie gefunden haben – kann zusammen mit den besonderen Interaktionen der Proteine im Interstitium die Entwicklung eines ARDS erleichtern.
3. Den erheblich beeinträchtigten Sicherheitsmechanismen nach Volumentherapie mit Proteinlösungen (ungenügende Drainage, Aufhebung der onkotischen Pufferung) messen wir eine große Bedeutung bei. Im klinischen Alltag treten immer wieder Belastungen des Flüssigkeitsgehaltes der Lunge, z. B. durch neu auftretende Permeabilitätsschädigungen oder auch leichte Veränderungen des hydrostatischen Drucks, auf. Die Sicherheitsmechanismen gegen ein interstitielles Ödem sollten daher möglichst effektiv erhalten bleiben.
   Diese Befunde sprechen für einen Einsatz von kristalloiden Lösungen zur Volumentherapie des traumatisch-hämorrhagischen Schockzustandes.

Die diskutierten Ergebnisse regen zu 2 Überlegungen für die Zukunft an:

1. Da ein Schaden der Lungenkapillaren sehr früh nach Trauma entsteht, müssen die Untersuchungen zur Aufklärung der Pathogenese des ARDS möglichst früh nach dem Unfall einsetzen und nicht erst dann, wenn sich die Schockfolgeerkrankungen verzögert manifestieren.
2. Da das Interstitium mit seinen Strukturen einen erheblichen Einfluß auf die Flüssigkeitsverteilung hat, kommt den Fließeigenschaften von Lösungen, die zur Therapie benutzt wer-

den, eine hervorragende Bedeutung zu. Bei Überlegungen zur Weiterentwicklung von Infusionslösungen für die Volumentherapie sollten folgende Gesichtspunkte berücksichtigt werden:

- Es sollte sich um eine wäßrige Lösung handeln (niedriger Fließwiderstand).
- Wünschenswert wären zusätzliche osmotische Eigenschaften solcher Lösungen, um auf das Interstitium und seinen Quellzustand positiv einzuwirken. In Frage kommen z. B. hyperosmolare Salzlösungen.

Zusammenfassung

Die Aufklärung der Pathogenese des respiratorischen Distreßsyndroms (ARDS) nach schwerem Trauma ist die Voraussetzung für Fortschritte in der Therapie der Erkrankung. Die Beeinträchtigung des Gasaustausches wird durch ein interstitielles Lungenödem nach Permeabilitätsschädigung der Lungenkapillaren verursacht. Es ist z. Z. nicht klar, wann ein solcher Permeabilitätsschaden nach schwerem Trauma entsteht und ob beobachtete frühe Störungen der Lungenfunktion evtl. Folge einer falschen oder überschießenden Volumentherapie sind.

In Experimenten an 63 Schafen (Schafmodell nach Staub) wurden die Folgen eines standardisierten traumatisch-hämorrhagischen Schocks auf die Permeabilität der Lungenkapillaren und der Einfluß einer unterschiedlichen Volumentherapie auf den Flüssigkeitsgehalt der Lunge untersucht.

Neben Kreislaufparametern und Größen der Lungenfunktion wurde das extravaskuläre Lungenwasser erfaßt. Die Flüssigkeits- und Proteinbewegungen in der Lunge wurden aus quantitativen und qualitativen Analysen der Lungenlymphe bestimmt.

Es wurden folgende Fragen untersucht:

1. Verursacht ein traumatisch-hämorrhagischer Schock einen Permeabilitätsschaden der Lungenkapillaren?
2. Wie wirkt sich der Schockzustand auf die Flüssigkeits- und Proteinverteilung zwischen Lungenkapillaren und Interstitium während der Schockphase und bei unterschiedlicher Therapie mit kolloidalen oder kristalloiden Lösungen aus?

Wir erhielten folgende Ergebnisse:

1. Durch traumatisch-hämorrhagischen Schock entstand bereits innerhalb der ersten 3 h nach Schockbeginn ein Permeabilitätsschaden der Lungenkapillaren. Dieser Permeabilitätsschaden wurde für die Schock- und Therapiephase berechnet (signifikant erniedrigter Reflexionskoeffizient σ).
   Unter Therapie wurde die Kapillarschädigung am pathologisch erhöhten Durchtritt von Protein durch die Kapillarmembran bewiesen (Proteinclearance). Eine Reihe weiterer Parameter des Schafmodells nach Staub gab deutliche Hinweise auf den Permeabilitätsschaden. Trotz Schädigung blieb eine gewisse Siebeigenschaft der Kapillarmembran für Proteine unterschiedlicher Molekülgröße erhalten.
2. Im Schock entwickelte sich kein initiales Lungenödem, die interstitielle Flüssigkeit wurde vermindert. Der Abfall der Plasmaproteinkonzentration im Schock konnte durch Verdünnung mit interstitieller Flüssigkeit erklärt werden. Zwischen Interstitium und Kapillarraum entwickelte sich eine Wechselwirkung auf den Lymphfluß mit dem Ziel, das intravasale Volumen möglichst groß zu halten (Markow-Prozeß).

3. Durch Zufuhr von Elektrolytlösungen in der Therapie nahm trotz bestehendem Permeabilitätsschaden der Flüssigkeitsgehalt der Lunge nicht zu. Der niedrige intravasale kolloidosmotische Druck wirkte sich nicht nachteilig aus, da der interstitielle kolloidosmotische Druck parallel abfiel und der wirksame Gradient gleichblieb.
   Durch Erniedrigung des interstitiellen Proteingehaltes (Auswaschvorgang) wurden die Sicherheitsmechanismen gegen ein interstitielles Ödem verstärkt.
   Durch Verbesserung der Flußbedingungen im Interstitium (interstitielle Dilution) wurde die Drainage dieses Gebietes verbessert.
   Der erhöhte Lymphfluß war nicht mit einer Vermehrung der Flüssigkeit im Interstitium gleichzusetzen.
4. Nach Zufuhr von Proteinlösungen stieg der interstitielle Flüssigkeitsgehalt während der Therapie an. Ein positiver Einfluß des höheren intravasalen kolloidosmotischen Drucks zur Verhinderung einer Flüssigkeitsvermehrung bestand nicht. Da die interstitielle Proteinkonzentration anstieg, blieb der kolloidosmotische Gradient gleich.
   Die Therapie mit Proteinlösungen minderte die Effektivität der Sicherheitsmechanismen gegen ein interstitielles Ödem (Verlust der onkotischen Pufferung).
   Der Wasserfluß im Interstitium wurde erheblich erschwert, die Drainage des interstitiellen Raumes verschlechterte sich. Es wurde Flüssigkeit angestaut.
   Der geringere Lymphfluß war nicht mit einem niedrigeren Flüssigkeitsgehalt im Interstitium gleichzusetzen.
5. Wir fanden, daß den Strukturen des Interstitiums durch ihre Wechselwirkung mit Proteinen und der funktionellen Anpassung an wechselnde Hydratation eine wesentliche Bedeutung bei der Steuerung der Flüssigkeitsbewegungen zukommt. Bei der Beurteilung der Permeabilität für Wasser und Proteine an den Lungenkapillaren muß der Einfluß des Interstitiums berücksichtigt werden.
6. Die therapeutische Wirksamkeit beider Volumentherapeutika zur Wiederherstellung des Kreislaufs war gleich. Es gab Hinweise auf eine verminderte Herzleistung nach Proteinzufuhr.

Bei bestehendem Permeabilitätsschaden bereits in der Frühphase nach traumatisch-hämorrhagischem Schock ist die Volumentherapie mit Elektrolytlösungen der Therapie mit Proteinlösungen überlegen.

Literatur

Abel FL, Wolf MB (1973) Increased capillary permeability to 125 I-labeled albumin during experimental hemorrhagic shock. Trans NY Acad Sci 35:243–255

Adair TH, Moffatt DS, Paulsen AW, Guyton AC (1982) Quantitation of changes in lymph protein concentration during lymph node transit. Am J Physiol 243:H351–H359

Altman PL, Dittmer DS (1974) Chemical composition and physical properties of lymph: Mammals. In: Altman PL, Dittmer DS (eds) Biology data book, 2nd edn, vol III. Federation of American Societies for Experimental Biology (FASEB), Bethesda

Anderson RW, De Vries WC (1976) Transvascular fluid and protein dynamics in the lung following hemorrhagic shock. J Surg Res 20:281–290

Anderson RR, Holliday RL, Driedger AA, Lefcoe M, Reid B, Sibbald WJ (1979) Documentation of pulmonary capillary permeability in the adult respiratory distress syndrome accompanying human sepsis. Am Rev Respir Dis 119:869–877

Ashbaugh DG, Bigelow DB, Petty TL, Levine BE (1967) Acute respiratory distress in adults. Lancet II:319–323

Aukland K, Nicolaysen G (1981) Interstitial fluid volume: Local regulatory mechanism. Physiol Rev 61:556–643

Bachofen M, Bachofen H (1973) Lungenveränderungen nach Trauma und Schock: das „respiratory distress syndrome" des Erwachsenen. Schweiz Med Wochenschr 103:1–8

Bachofen M, Weibel ER (1974) Basic pattern of tissue repair in human lungs following unspecific injury. Chest 65:14S–19S

Barie PS, Minnear FL, Malik AB (1981) Increased pulmonary vascular permeability after bone marrow injection in sheep. Am Rev Respir Dis 123:648–653

Barnes RW, Merendino KA (1972) Post-traumatic pulmonary insufficiency syndrome. Surg Clin North Am 52:625–633

Barrios R, Ione S, Hogg IC (1977) Intercellular junctions in „shock lung". Lab Invest 36:628–635

Bartels H (1979) The air-blood barrier in the human lung. Cell Tissue Res 198:269–285

Bartlett RH (1971) Posttraumatic pulmonary insufficiency. In: Cooper P (ed) Surgery annual, vol 3. Nypus, London New York, pp 1–35

Bartlett RH (1979) A prospective study of acute respiratory failure. National Heart, Lung and Blood-Institut, Division of Lung Diseases. Extracorporal support for respiratory insufficiency. A collaborative study. National Institutes of Health REP-NHLI 73–20, Bethesda

Baudendistel L, Dahms TE, Kaminski DL (1982) The effect of albumin on extravascular lung water in animals and patients with low-pressure pulmonary edema. J Surg Res 33:285–293

Baue AE (1972) The pushmi-pullyu syndrome. Surgery 72:655–656

Baue AE (1975) Multiple, progressive, or sequential systems failure. Arch Surg 110:779–781

Bell DR, Watson PD, Renkin EM (1978) Exclusion of macromolecules in the interstitium of tissues from dog paw. Fed Proc 37:314

Bell DR, Mullins RJ (1982) Effects of increased venous pressure on albumin- and IgG-excluded volumes in muscle. Am J Physiol 242:H1044–H1049

Bhattacharya J, Staub NC (1980) Direct measurement of microvascular pressures in the isolated perfused dog lung. Science 210:327–328

Binder AS, Nakahara K, Ohkuda K, Kageler W, Staub NC (1979) Effect of heparin or fibrinogen depletion on lung fluid balance in sheep after emboli. J Appl Physiol 47:213–219

Binder AS, Kageler W, Perel A, Flick MR, Staub NC (1980) Effect of platelet depletion on lung vascular permeability after microembolie in sheep. J Appl Physiol 48:414–420

Blaisdell FW, Lim RC, Stallone RJ (1970) The mechanism of pulmonary damage following traumatic shock, Surg Gynecol Obstet 130:15–22
Blaisdell FW (1973) Respiratory insufficiency syndrome: Clinical and pathological definition. J Trauma 13:195–199
Blaisdell FW, Schlobohm RM (1973) The respiratory distress syndrome: A review. Surgery 74:251–262
Blake LH, Staub NC (1976) Pulmonary vascular transport in sheep. A mathematical model. Microvasc Res 12:197–220
Bowers RE, Brigham KL, Owen PJ (1977) Salicylate pulmonary edema: The mechanism in sheep and review of the clinical literature. Am Rev Respir Dis 115:261–268
Bowers RE, McKeen CR, Park BE, Brigham KL (1979) Increased pulmonary vascular permeability follows intracranial hypertension in sheep. Am Rev Respir Dis 119:637–641
Brace RA (1981) Thoracic duct lymph flow and protein flux dynamics: Responses to intravascular saline. Am J Physiol 240:R282–R288
Bredenberg CE, Webb WR (1979) The pulmonary response to hemorrhagic shock; differences between primate and dog. Circ Shock 6:165
Bresler EH, Mason EA, Wendt RP (1976) Appraisal of equations for neutral solute flux across porous sieving membranes. Biophys Chem 4:229–236
Bressack MA, McMillan DD, Bland RD (1979) Pulmonary oxygen toxicity: Increased microvascular permeability to protein in unanesthetizid lambs. Lymphology 12:133–139
Brigham KL, Woolverton WC, Blake LH, Staub NC (1974) Increased sheep lung vascular permeability caused by pseudomonas bacteremia. J Clin Invest 54:792–804
Brigham KL, Owen PJ (1975a) Increased sheep lung vascular permeability caused by histamine. Circ Res 37:647–657
Brigham KL, Owen PJ (1975b) Mechanism of the serotonin effect on lung transvascular fluid and protein movement in awake sheep. Circ Res 36:761–770
Brigham KL, Staub NC (1975) Lung interstitial protein: Studies of lung lymph. In: Sgouris JT, Rene A (eds) Proceedings of the Workshop on albumin. DHEW Publication No 76–925, Bethesda, pp. 126–134
Brigham KL, Bowers RE, Owen PJ (1976a) Effects of antihistamines on the lung vascular response to histamine in unanesthetized sheep. J Clin Invest 58:391–398
Brigham KL, Owen PJ, Bowers RE (1976b) Increased permeability of sheep lung vessels to proteins after pseudomonas bacteremia. Microvasc Res 11:415–419
Brigham KL, Harris TR, Rowlett RD, Owen PJ (1977) Comparisons of (14C) urea and (3H) mannitol as lung vascular permeability indicators in awake sheep: Evidence against red cell urea trapping. Microvas Res 13:97–105
Brigham KL, Harris TR, Bowers RE, Roselli RJ (1979a) Lung vascular permeability: Inferences from measurements of plasma to lung lymph protein transport. Lymphology 12:177–190
Brigham KL, Snell JD, Harris TR, Marshall S, Haynes J, Bowers RE, Perry J (1979b) Indicator dilution lung water and vascular permeability in humans. Effects of pulmonary vascular pressure. Circ Res 44:523–530
Brigham KL, Parker RE, Roselli RJ, Hobson J, Harris TR (1982) Exchange of macromolecules in the pulmonary microcirculation. Ann NY Acad Sci 384:246–264
Bryant LR, Trinkle JK, Dabilier L (1970) Acute respiratory pathophysiology after hemorrhagic shock. Surgery 68:512–519
Burchardi H (1975) Probleme der Schocklunge. Med Welt 26:1474–1476
Burford TH, Burbank B (1945) Traumatic wet lung. J Thorac Surg 14:415–424
Carlson RW, Schaeffer RC, Michaels SG, Weil MH (1979) Pulmonary edema fluid. Spectrum of features in 37 patients. Circulation 60:1161–1169
Churchill ED (1972) Surgeon to soldiers. Lippincott, Philadelphia
Cole WG (1972) Respiratory sequels to non-thoracic injury. Lancet I:555–556
Comper WD, Laurent TC (1978) Physiologic function of connective tissue polysaccharides. Physiol Rev 58:255–315
Cook WA, Webb WR (1968) Pulmonary changes in haemorrhagic shock. Surgery 64:85–94
Demling RH, Selinger SL, Bland RD, Staub NC (1975) Effect of acute hemorrhagic shock on pulmonary microvascular fluid filtration and protein permeability in sheep. Surgery 77/4:512–519
Demling RH (1979) Correlation of changes in body weight and pulmonary vascular pressures with lung water accumulation during fluid overload. Crit Care Med 7:153–156

Demling RH, Will JA, Perea A (1979a) Effect of albumin infusion on pulmonary microvascular fluid and protein transport. J Surg Res 27:321–326
Demling RH, Niehaus G, Will JA (1979b) Pulmonary microvascular response to hemorrhagic shock, resuscitation, and recovery. J Appl Physiol 46:498–503
Demling RH (1980a) Lung fluid and protein dynamics during hemorrhagic shock resuscitation and recovery. Circ Shock 7:149–161
Demling RH (1980b) The pathogenesis of respiratory failure after trauma and sepsis. Surg Clin North Am 60:1373–1390
Divertie MB (1982) The adult respiratory distress syndrome. Mayo Clin Proc 57:371–378
Dixon WJ (ed) (1981) BMDP Statistical software 1981. University of California Press, Berkely
Drake R, Adair T, Traber D, Gabel J (1981) Contamination of caudal mediastinal node efferent lymph in sheep. Am J Physiol 241:H354–H357
Draper N, Smith H (1980) Applied regression analysis, 2nd edn. Wiley & Sons, New York Chichester
Dyck DR, Zylak CJ (1973) Acute respiratory distress in adults. Radiology 106:497–501
Erdmann AJ, Vaughan TR, Brigham KL, Woolverton WC, Staub NC (1975) Effect of increased vascular pressure on lung fluid balance in unanesthetized sheep. Circ Res 37:271–284
Fine J, Seligman AM (1944) Traumatic shock. VII. A study of the problem of the „lost plasma" in hemorrhagic, tourniquet and burn shock by the use of radioactive iodo-plasma protein. J Clin Invest 23:720–730
Fischer H (1980) Zur Schocklunge. Aktuel Traumatol 10:45–49
Flick MR, Perel A, Staub NC (1981) Leukocytes are required for increased lung microvascular permeability after microembolization in sheep. Circ Res 48:344–351
Forrester JS, Swan HJ (1974) Acute myocardial infarction: A physiological basis of therapy. Crit Care Med 2:283–292
Foy T, Marion J, Brigham KL, Harris TR (1979) Isoproterenol and aminophylline reduce lung capillary filtration during high permeability. J Appl Physiol 46:146–151
Freeman J, Nunn JF (1963) Ventilation perfusion relationships after hemorrhage. Clin Sci 24:135–147
Gaisford WD, Pandey N, Jensen CG (1972) Pulmonary changes in treated hemorrhagic shock II: Ringers lactate solution versus colloid infusion. Am J Surg 124:738–743
Gaar KA, Taylor AE, Owens LJ, Guyton AC (1967) Effect of capillary pressure and plasma protein on development of pulmonary edema. Am J.Physiol 213(1):79–82
Gann DS, Carlson DE, Barnes GJ, Pirkle JC, Allen-Rowlands CF (1981) Impaired restitution of blood volume after large hemorrhage. J Trauma 21:598–603
Getzen LC, Pollak EW, Clifford AJ, Wolfman EF (1978) The effect of fluid infusions upon serum protein concentrations during hemorrhagic shock. Surg Gynecol Obstet 146:745–749
Gorin AB, Weidner WJ, Demling RH, Staub NC (1978) Noninvasive measurement of pulmonary transvascular protein flux in sheep. J Appl Physiol 45:225–233
Granger HJ, Shepherd AP (1979) Dynamics and control of the microcirculation. Adv Biomed Eng 7:1–63
Granger DN, Gabel JC, Drake RE, Taylor AE (1978) Physiologic basis for the clinical use of albumin solutions. Surg Cynecol Obstet 146:97–104
Granger DN, Taylor AE (1980) Permeability of intestinal capillaries to endogenous macromolecules. Am J Physiol 238:H457–H464
Guyton AC, Parker JC, Taylor AE, Jackson TE, Moffatt DS (1979) Forces governing water movement in the lung. In: Fishman AP, Renkin EM (eds) Pulmonary edema. Williams & Wilkins, Baltimore, pp. 65–77
Haddy FJ, Scott JB, Grega GJ (1976) Peripheral circulation: Fluid transfer across the microvascular membrane. Rev Physiol 9:63–109
Hakim TS, van der Zee H, Malik AB (1979) Effects of sympathetic nerve stimulation on lung fluid and protein exchange. J Appl Physiol 47:1025–1030
Halmagyi DFJ, Gillett DJ (1967) Dogs versus sheep as hemorrhagic shock models. J Surg Res 7:78–84
Harms BA, Kramer GC, Bodai BJ, Demling RH (1981a) Effect of hypoproteinemia on pulmonary and soft tissue edema formation. Crit Care 9:503–508
Harms BA, Bodai BJ, Smith M, Gunther RA Flynn J, Demling RH (1981b) Prostaglandin release and altered microvascular integrity after burn injury. J Surg Res 31:274–280
Heflin AC, Brigham KL (1981) Prevention by granulocyte depletion of increased vascular permeability of sheep lung following endotoxemia. J Clin Invest 68:1253–1260

Hill SL, Elings VB, Lewis FR (1980) Changes in lung water and capillary permeability following sepsis and fluid overload. J Surg Res 28:140–150

Hillen GP, Gaisford WD, Sensen CG (1971) Pulmonary changes in treated and untreated hemorrhagic shock. Am J Surg 122:639–649

Hodgetts E (1961) The dynamic red cell storage function of the spleen in sheep. Aust J Exp Biol Med Sci 39:187–196

Holcroft JW, Trunkey DD (1974) Extravascular lungwater following hemorrhagic shock in the baboon: Comparison between resuscitation with ringer's lactate and plasmanate. Ann Surg 180:408–417

Holcroft JW, Trunkey DD (1975) Pulmonary extravasation of albumin during and after hemorrhagic shock in baboons. J Surg Res 18:91–97

Holcroft JW, Trunkey DD, Carpenter MA (1978) Excessive fluid administration in resuscitating baboons from hemorrhagic shock, and an assessment of the thermodye technic for measuring extravascular lungwater. Am J Surg 135:412–416

Hollemann JH, Gabel JC, Hardy JD (1978) Pulmonary effects of intravenous fluid therapy in burn resuscitation. Surg Gynecol Obstet 147:161–166

Horovitz JH, Carrico CJ (1972) Lung colloid permeability in hemorrhagic shock. Surg Forum 23:6–7

Hull CH, Nie NH (1981) Updates 7–9 new procedures and facilities for releases 7–9 McGraw-Hill, New York

Joachim H, Riede UN, Mittermayer C (1978) The weight of human lungs as diagnostic criterium. Pathol Res Pract 162:24–40

Johnson A, Malik AB (1981) Effects of different-size microemboli on lung fluid and protein exchange. J Appl Physiol 51:461–464

Jones TA, Townsley MI, Weidner WJ (1982) Effects of intracranial and left atrial hypertension on lung fluid balance in sheep. J Appl Physiol 52:1324–1329

Kamada RO, Smith JR (1972) The phenomenon of respiratory failure in shock: The genesis of „shock lung". Am Heart J 83:1–4

Kedem O, Katchalsky A (1958) Thermodynamic analysis of the permeability of biological membranes to non-electrolytes. Biochim Biophys Acta 27:229–245

Kirschner M (1938) Der Verkehrsunfall und seine erste Behandlung. Arch Klin Chir 193:230–311

Kovalik SG, Ledgerwood AM, Lucas CE, Higgins RF (1981) The cardiac effect of altered calcium homeostasis after albumin resuscitation. J Trauma 21:275–279

Kramer GC, Harms BA, Gunther RA, Renkin EM, Demling RH (1981) The effects of hypoproteinemia on blood-to-lymph fluid transport in sheep lung. Circ Res 49/5:1173–1180

Kramer GC, Harms BA, Bodai BI, Demling RH, Renkin EM (1982) Mechanisms for redistribution of plasma protein following acute protein depletion. Am J Physiol 243:H803–H809

Kreyszig E (1979) Statistische Methoden und ihre Anwendungen, 7. Aufl. Vandenhoeck & Ruprecht, Göttingen

Larsson M, Nylander G, Öhman U (1981) Posthemorrhagic changes in plasma water and extracellular fluid volumes in the rat. J Trauma 21:870–877

Lascelles A, Morris B (1961) Surgical techniques for the collection of lymph from unaesthetized sheep. Q J Exp Physiol 46:199–205

Laurent TC (1970) The structure and function of the intercellular polysaccharides in connective tissue. In: Crone C, Lassen NA (eds) Capillary permeability, vol 2. Benzon, Copenhagen, pp. 261–277

Levine OR, Mellius RB, Senior RM, Fishman AP (1967) The application of Starling's law of capillary exchange to the lungs. J Clin Invest 46:934–944

Lewis FR, Elings VB (1978) Microprocessor determination of lung water using thermalgreen dye double indicator dilution. Surg Forum 29:182–184

Lewis FR, Elings VB, Hill SL, Christensen JM (1982) The measurement of extra vascular lung water by thermal-green dye indicator dilution. Ann NY Acad Sci 384:394–410

Lipman J, Wing J (1981) The adult respiratory distress syndrome. S Afr Med J 59:779–782

Lucas CE, Weaver D, Higgins RF, Ledgerwood AM, Johnson SD, Bouman DL (1978) Effects of albumin versus non albumin resuscitation on plasma volume and renal excretory function. J Trauma 18:564–570

Lucas CE, Ledgerwood AM, Higgins RF, Weaver DW (1980) Impaired pulmonary function after albumin resuscitation from shock. J Trauma 20:446–451

Malik AB, Johnson A, Tahamont MV (1982) Mechanisms of lung vascular injury after intravascular coagulation. Ann NY Acad Sci 384:213–234

McMaster PD, Parsons RJ (1939) Physiological conditions existing in connective tissue. I. The method of interstital spread of vital dyes. J Exp Med 69:247–267

McNamee JE, Staub NC (1979) Pore modells of sheep lung microvascular barrier using new data on protein tracers. Microvasc Res 18:229–244

Malik AB, van der Zee H, Lee BC (1979) Pulmonary transvascular fluid-dynamics in sheep during hemorrhage Lymphology 12:149–157

Metzker M, Brückner UB, Buhr HJ, Löffler W, Mittmann U, Victor H (1979) Extravasaler Albumin- und Wassergehalt der Lunge im traumatisch-hämorrhagischen Schock. Langenbecks Arch Chir [Suppl] 67–71

Meyers JR, Meyers JS, Baue AE (1973) Does haemorrhagic shock damage the lung? J Trauma 13:509–519

Michel RP, Hogg JC (1979) The effect of hemorrhagic shock and reinfusion on dog lung: A light microscopic study. Fed Proc 38:1155

Michel RP, Laforte M, Hogg JC (1981) Physiology and morphology of pulmonary microvascular injury with shock and reinfusion. J Appl Physiol 50:1227–1235

Minnear FL, Barie PS, Malik AB (1981) Lung fluid and protein exchange in the acute sheep preparation. J Appl Physiol 50:1358–1361

Mittermayer C, Thomas C, Rengholt R, Schäfer H, Vogel W, Martinez G, Sandritter W (1973) Über den Gestaltwandel des Schocksyndroms innerhalb zweier Jahrzehnte. Klin Wochenschr 51:37–38

Mittermayer C, Ostendorf P, Riede UN (1977) Pathologisch-anatomische Untersuchungen bei der respiratorischen Insuffizienz durch Schock. I. Lichtmikroskopische und biochemische Analyse. Intensivmedizin 14:252–262

Morisette M, Weil MH, Shubin H (1975) Reduction in colloid osmotic pressure associated with fatal progression of cardio-pulmonary failure. Crit Care Med 3:115–117

Moseley RV, Doty DB (1970) Hypoxemia during the first twelve hours after battle injury. Surgery 67:765–772

Moss GS, Das Gupta TK, Brinkman R, Sehgal L, Newsom B (1978) Changes in lung ultrastructure following heterologous and homologous serum albumin infusion in the treatment of hemorrhagic shock. Ann Surg 189:236–242

Mullins RJ, Bell DR (1982) Changes in interstitial volume and masses of albumin and IgG in rabbit skin and sceletal muscle after saline volume loading. Circ Res 51:305–313

Nerlich A, Nerlich M, Sturm JA, Müller PK, Tscherne H (im Druck) Biochemisch feststellbare Veränderungen in der Lunge im posttraumatisch-respiratorischen Versagen. Hefte Unfallheilkd

Neumann C (im Druck) Eine quantitative Beschreibung eines Permeabilitätsschadens der Lungenkapillaren nach traumatisch-hämorrhagischen Schock. Dissertation

Niehaus GD, Schumack PR, Saba TM (1980) Reticuloendothelial clearance of blood-borne particulates – relevance to experimental lung microembolization and vascular injury. Ann Surg 191:479–487

Northrup WF, Humphrey EW (1978) The effect of hemorrhagic shock on pulmonary vascular permeability to plasma proteins. Surgery 83:264–273

Oestern H-J (1980) Eine klinische und experimentelle Studie zur Pathogenese, prognostischen und therapeutischen Wertigkeit früher kardiopulmonaler Veränderungen nach schwerem traumatischem Schock. Habilitation, Med. Hochschule Hannover

Oestern H-J, Sturm JA, Mies S, von der Haar M, Trentz OA (1981) Hämodynamik und extravasculäres Lungenwasser in ihrer Aussage zur Sepsisentwicklung nach Polytrauma. Langenbecks Arch Chir [Suppl] 33–38

Ohkuda K, Nakahara K, Weidner WJ, Binder A, Staub NC (1978) Lung fluid exchange after uneven pulmonary artery obstruction in sheep. Circ Res 43:152–161

Ohkuda K, Nakahara K, Binder A, Staub NC (1981) Venous air emboli in sheep: Reversible increase in lung microvascular permeability. J Appl Physiol 51:88–894

Pang LM, O'Brodovich HM, Mellins RB, Stalcup SA (1982) Bradykinin-induced increase in pulmonary vascular permeability in hypoxic sheep J Appl Physiol 52:370–375

Parker JC, Falgout HJ, Grimbert FA, Taylor AE (1980) The effect of increased vascular pressure on albumin-excluded volume and lymph flow in the dog lung. Circ Res 47:866–875

Parker JC, Parker RE, Granger DN, Taylor AE (1981a) Vascular permeability and transvascular fluid and protein transport in the dog lung. Circ Res 48:549–561

Parker JC, Crain M, Crimbert F, Rutili G, Taylor AE (1981b) Total lung lymph flow and fluid compartmentation in edematous dog lung. J Appl Physiol 51:1268–1277

Parker RE, Roselli RJ, Harris TR, Brigham KL (1981c) Effects of graded increases in pulmonary vascular pressures on lung fluid balance in unanesthetized sheep. Circ Res 49:1164–1172
Pearce ML, Yamashita J, Beazell J (1965) Measurement of pulmonary edema. Circ Res 16:482–488
Pemberton JR, De Jong J (1971) Relative dye-binding capacity of albumin from several species with HABA, bromcresol green and spectru AB-2. Anal Biochem 43:575–581
Pietra GG, Rüttner JR, Wüst W, Glinz W (1981) The lung after trauma ans shock – Fine structure of the alveolarcapillary barrier in 23 autopsies. J Trauma 21:454–462
Pirkle JC, Gann DS (1976) Expansion of interstitial fluid is required for full restitution of blood volume after hemorrhage. J Trauma 16:937–947
Pistolesi M, Miniati M, Ravelli V, Giuntini C (1982) Injury versus hydrostatic lung edema: Detection by chest x-ray. Ann NY Acad Sci 384:364–380
Pontoppidan H, Geffin B, Lowenstein E (1972) Acute respiratory failure in the adult. N Engl J Med 287:743–751
Porte A, Stoeckel ME, Mantz JM, Tempe JD, Jaeger A, Batzenschlager A (1978) Acute interstitial pulmonary fibrosis. Comparative light and electron microscopic study of 19 cases. Pathogenic and therapeutic implications. Intensive Care Med 4:181–191
Powers SR, Gump FE, Bendixen HH (1970) Trauma workshop report: The lung. J Trauma 10:1047–1049
Prichard JS, Rajagopalan B, Lee G de J (1980) Transvascular albumin flux and the interstitial water volume in experimental pulmonary edema in dogs. Clin Sci 59:105–113
Prockop DJ (1979) Collagen, elastin and proteoglycans: Matrix for fluid accumulation in the lung. In: Fishman AP, Renkin EM (eds) Pulmonary edema. Williams & Wilkins, Baltimore, pp. 125–135
Pryce DM, Ross EF (1963) Ross' postmortem appearances. Oxford University Press, London,
Quin JW, Shannon AD (1975) The effect of anaesthesia and surgery on lymph flow, protein and leukocyte concentration in lymph of the sheep. Lymphology 8:126–135
Quin JW, Shannon AD (1977) The influence of the lymph node on the protein concentration of efferent lymph leaving the node. J Physiol (Lond) 264:307–321
Rackow EC, Fein JA, Lepo J (1977) Colloid osmotic pressure as a prognostic indicator of pulmonary edema and mortality in the critically ill. Chest 72:709–713
Renkin EM (1980) Transport of proteins by diffusion, bulk flow and vesicular mechanisms. Physiologist 23:57–61
Renkin EM, Joyner WL, Sloop CH, Watson PD (1977) Influence of venous pressure on plasma-lymph transport in dog's paw: Convective and dissipative mechanisms. Microvasc Res 14:191–204
Renkin EM, Bell DR, Kramer GC (1980) Determinants of lymph flow and compostion. In: Kovach AGB, Hamar J, Szabo L (eds) Cardiovascular physiology, microcirculation and capillary exchange. Proceedings World Physiological Congress, Hungary, 1980, pp. 237–240
Richardson JD, Franz JL, Grover FL, Trinkle JK (1974) Pulmonary contusion and hemorrhage – crystalloid versus colloid replacement. J Surg Res 16:330–336
Riede UN, Horn R, Mittermayer C (1980) Die schockinduzierte respiratorische Insuffizienz (Klinik, Pathologie, Ultrastruktur und Morphometrie). Gegenbaurs Morphol Jahrb 126:360–368
Robinson BN, Anderson GD, (1980) Cohn E, Gazdzik WF et al. Scientific information retrieval user's manual – version 2. P. O. Box 1404, Evanston, IL 60204
Roselli RJ, Parker RE (1982) Oncotic pressure of sheep lung lymph and plasma at high protein concentration. Fed Proc 41:1361
Rutherford RB, Arora S, Fleming PW, Monaghan T, Lowenstein DH (1979) Delayed – onset pulmonary insufficiency in primates resuscitated from hemorrhagic shock. J Trauma 19:422–431
Rutili G, Granger DN, Taylor AE, Parker JC, Mortillaro NA (1982) Analysis of lymphatic protein data. IV. Comparison of the different methods used to estimate reflection coefficients and permeability-surface area products. Microvasc Res 23:347–360
Sachs L (1978) Angewandte Statistik – Statische Methoden und ihre Anwendungen, 5. Aufl. Springer, Berlin Heidelberg New York
Schirardin H, Ney J (1972) Eine vereinfachte Mikromethode zur Bestimmung von Serumalbumin mit Hilfe von Bromkresolgrün. Z Klin Chem Klin Biochem 10:338–344
Shires GT, Coln D, Carrico J (1964) Fluid therapie in hemorrhagic shock. Arch Surg 88:688–693
Shires T (1965) The role of sodium-containing solutions in the treatment of oligenic shock. Surg Clin North Am 45:365–376

Shoemaker WC, Hauser CJ (1979) Critique of crystalloid versus colloid therapy in shock and shock lung. Crit Care Med 7:117–124

Sibbald WJ, Driedger AA, Moffat JD, Myers ML, Reid BA, Holliday RL (1981) Pulmonary mircovascular clearance of radiotracers in human cardiac and non-cardiac pulmonary edema. J Appl Physiol 50:1337–1347

Simon EP, Bayne LL, Naughton MP (1982) Left aterial pressure elevation recreates the altered lung lymph flow of seizures. J Appl Physiol 53:432–435

Skillman JJ, Parikh BM, Tannenbaum BJ (1970) Pulmonary arterio-venous admixture: Improvement with albumin and diuresis. Am J Surg 119:440–447

Skillman JJ, Restall DS, Salzman EW (1975) Randomized trial of albumin vs. electrolyte solutions during abdominal aortic operations. Surgery 78:291–303

Skillman JJ (1976) The role of albumin and oncotically active fluids in shock. Crit Care Med 4:55–61

Sladen A, Laver MB, Pontoppidan H (1968) Pulmonary complications and water retention in prolonged mechanical ventilation. N Engl J Med 279:448–453

Snashall PD (1981) The radiographic detection of acute pulmonary edema. A comparison of radiographic appearances, densitometry and lung water in dogs. Br J Radiol 54:277–288

Starling EH (1896) On the absorption of fluids from connective tissue spaces. J Physiol (Lond) 19:312–326

Staub NC (1974) Pulmonary edema. Physiol Rev 54:678–811

Staub NC, Bland RD, Brigham KL, Demling RH, Erdmann AJ, Woolverton WC (1975) Preparation of chronic lung lymph fistulas in sheep. J Surg Res 19:318–320

Staub NC (1978) Pulmonary edema due to increased microvascular permeability to fluid and protein. Circ Res 43:143–151

Staub NC (1980) The pathogenesis of pulmonary edema. Prog Cardiovasc Dis 23:53–80

Staub NC (1982) General discussion. Ann NY Acad Sci 384:265

Staub NC, Schultz CL, Albertine KH (1982) Leukocytes and pulmonary microvascular injury. Ann NY Acad Sci 384:332–342

Staverman AJ (1951) The theory of measurement of osmotic pressure. Rec Trans Clin 70:344–352

Stein L, Beraud J-J, Cavanilles J, Da Luz P, Weil MH, Shubin H (1974) Pulmonary edema during fluid infusion in the absence of heart failure. JAMA 229:65–68

Stein L, Beraud J-J, Morisette M, Da Luz P, Weil MH, Shubin H (1975) Pulmonary edema during volume infusion. Circulation 52:483–489

Stothert J, Winn R, Nadir B, Bacon B, Weaver J, Carrico CJ, Hildebrandt J (1982) Purity of lymph from the goat chronic lung lymph fistula. Fed Proc 41:1362

Sturm JA, Lewis FR, Trentz O, Oestern H-J, Hempelmann G, Tscherne H (1979a) Cardiopulmonary parameters and prognosis after severe multiple trauma. J Trauma 19:305–318

Sturm JA, Lewis FR, Elings VB (1979b) Bettseitige Bestimmung des extravasalen Lungenwassers. Langenbecks Arch Chir [Suppl] 73–77

Sturm JA, Lewis FR, Craziano C, Trunkey DD (1979c) Water and protein movement in the sheep lung after septic shock: Effect of colloid versus crystalloid resuscitation. J Surg Res 26:233–248

Sturm JA, Oestern H-J, Trentz O, Neubauer M, Trentz OA, Lewis FR (1980) Das extravasculäre Lungenwasser im traumatischen Schock beim Hund. Langenbecks Arch Chir [Suppl] 95–99

Sturm JA, Oestern H-J, Kant CJ (1982) Volumentherapie bei der Sepsis, der Einsatz von kristalloiden Lösungen. In: Lawin P, Peter K, Hartenauer U (Hrsg) Infektion – Sepsis – Peritonitis. 2. Intern. Symp. Über aktuelle Probleme der Notfallmed. und Intensivtherapie, Münster. Thieme, Stuttgart New York, S 373–403

Sturm JA, Oestern H-J, Maghsudi M, Pfiffer O, Joachim H (1982a) Die gravimetrische Überprüfung der klinischen Lungenwassermessung. Langenbecks Arch Chir [Suppl] 49–53

Sturm JA (im Druck) Die Messung des extravasculären Lungenwassers, eine Notwendigkeit. In: Lawin P, Peter K (Hrsg) Organversagen während Intensivtherapie. Thieme, Stuttgart New York

Sugerman HJ, Strask AM, Hirsch JI, et al. (1981) Sensitivity of scintigraphy for detection of pulmonary capillary albumin leak in canine oleic acid ARDS. J Trauma 21:520–527

Suter PM, Fairley HB, Schlobohm RM (1975) Shunt, lung volume and perfusion during short periods of ventilation with oxygen. Anaesthesiology 43:617–627

Taylor AE, Gibson WH, Granger HJ (1973) The interaction between intracapillary and tissue forces in the overall regulation of interstitial fluid volume. Lymphology 6:192–208

Taylor AE, Granger DN, Brace RA (1977) Analysis of lymphatic protein flux data. I. Estimation of the reflection coefficient and permeability surface area product for total protein. Microvasc Res 13:297–313

Taylor AE (1981) Capillary fluid filtration. Starling forces and lymph flow. Circ Res 49:557–575

Taylor AE, Parker JC, Kvietys PR, Perry MA (1982) The pulmonary interstitium in capillary exchange. Ann NY Acad Sci 384:146–165

Todd TR, Baile EM, Hogg JC (1975) The effect of hemorrhagic shock on the pulmonary capillary membrane. Physiologist 18:423

Todd TR, Baile EM, Hogg JC (1978) Pulmonary capillary and permeability during hemorrhagic shock. J Appl Physiol 45:298–306

Tonnesen AS, Gabel JC, McLeavey CA (1977) Relation between lowered colloid osmotic pressure, respiratory failure and death. Crit Care Med 5:239–240

Tranbaugh RF, Elings VB, Lewis FR (1980) Lung water changes after canine hemorrhagic shock: The effect of cristalloid versus colloid resuscitation. Ann Surg 192:479–490

Tranbaugh RF (1982) Respiratory insufficiency. Surg Clin North Am 62:121–132

Turner AW, Hodgetts VE (1959) The dynamic red cell storage function of the spleen in sheep. I. Relationsship to fluctuation of jugular haematocrit. Aust J Exp Biol Med Sci 37:399–420

Turner AW, Hodgetts VE (1960) The dynamic red cell storage function of the spleen in sheep. II. Jugular haematocrit fall after some tranquillizing agents, particularly chlorpromazine. Aust J Exp Biol Med Sci 38:79–90

Vaage J (1982) Intravascular platelet aggregation and pulmonary injury. Ann NY Acad Sci 384:301–318

Vaughan TR, Erdmann AJ, Brigham KL, Woolverton WC, Weidner WJ, Staub NC (1979) Equilibration of intravascular albumin with lung lymph in unanesthetized sheep. Lymphology 12:217–223

Virgilio RW, Smith DE, Rice CL, Hobelmann CL, Zarins CK, James DR, Peters RM (1976) Effect of colloid osmotic pressure and pulmonary capillary wedge pressure on intrapulmonary shunt. Surg Forum 27:168–170

Virgilio RW, Rice CL, Smith DE, James DR, Zarins CK, Hobelmann CL, Peters RM (1979a) Crystalloid vs. colloid resuscitation: is one better? A randomized clinical study. Surgery 85:129–139

Virgilio RW, Smith DE, Zarins CK (1979b) Balanced electrolyte solutions: Experimental and clinical studies. Crit Care Med 7:98–106

Vreim CE, Snashall PD, Demling RH, Staub NC (1976) Lung lymph and free interstitial fluid protein composition in sheep with edema. Am J Physiol 230:1650–1653

Walker L, Eiseman B (1975) The changing pattern of post-traumatic respiratory distress syndrome. Ann Surg 181:693–697

Wassermann K, Joseph JD, Mayerson HS (1956) Kinetics of vascular and extravascular protein exchange in unbled and bled dogs. Am J Physiol 184:175–182

Watson PD (1980) The interstitial matrix as a barrier in blood-to-lymph solute movement. Physiologist 32:86–89

Watson PD, Bell DR, Renkin EM (1980) Early kinetics of large molecule transport between plasma and lymph in dogs. Am J Physiol 239:H525–H531

Weil MH, Henning RJ (1979) New concepts in the diagnosis and fluid treatment of circulatory shock. Anesth Analg (Cleve) 58:124–132

Wiederhelm CA, Black LL (1976) Osmotic interaction of plasma proteins with interstitial macromolecules. Am J Physiol 231:638–641

Wilson RF, Sibbald WJ (1976) Acute respiratory failure. Crit Care Med 4:79–89

Wolff G (1979) Die respiratorische Insuffizienz in der Chirurgie. Schweiz Med Wochenschr 109:1552–1561

Woolverton WC, Brigham KL, Staub NC (1978) Effect of positive pressure breathing on lung lymph flow and water content in sheep. Circ Res 42:550–557

Zapol WM, Snider MT, Hill JD, et al. (1979) Extracorperal membrane oxygenation in severe acute respiratory failure: A randomized prospective study. JAMA 242:2193–2196

Zarins CK, Rice CL, Peters RM, et al. (1978) Lymph and pulmonary response to isobaric reduction in plasma oncotic pressure in baboons. Circ Res 43:925–930

Van der Zee H, Malik AB, Lee BC, Hakim TS (1980) Lung fluid and protein exchange during intracranial hypertension, a role of sympathic mechanisms. J Appl Physiol 48:273–280

Zweifach BW, Hargens AR, Lipowsky HH (1977) Factors influencing fluid movement between blood and terminal lymphatics. Bibl Anat 15:499–503

Anaesthesiologie und Intensivmedizin

Anaesthesiology and Intensive Care Medicine

vormals „Anaesthesiologie und Wiederbelebung"
begründet von R. Frey, F. Kern und O. Mayrhofer

Herausgeber: H. Bergmann (Schriftleiter)
J. B. Brückner, M. Gemperle, W. F. Henschel,
O. Mayrhofer, K. Meßmer, K. Peter

Band 145
J. Beyer, K. Messmer
Organdurchblutung und Sauerstoffversorgung bei PEEP
Tierexperimentelle Untersuchungen zur regionalen Organdurchblutung und lokalen Sauerstoffversorgung bei Beatmung mit positiv-endexspiratorischem Druck
1982. 17 Abbildungen, 18 Tabellen. X, 84 Seiten
Broschiert DM 54,–. ISBN 3-540-11220-0

Band 147
L. Tonczar
Kardiopulmonale Wiederbelebung
1982. 44 Abbildungen, 15 Tabellen. XIII, 143 Seiten
Broschiert DM 64,–. ISBN 3-540-11760-1

Band 148
Regionalanaesthesie
Ergebnisse des Zentraleuropäischen Anaesthesiekongresses Berlin 1981
Band 1
Herausgeber: J. B. Brückner
1982. 125 Abbildungen, 43 Tabellen. XIII, 215 Seiten
Broschiert DM 83,–. ISBN 3-540-11744-X

Band 149
Inhalationsanaesthesie heute und morgen
Herausgeber: K. Peter, F. Jesch
Übersetzungen aus dem Englischen von E. Mertens-Feldbausch
1982. 126 Abbildungen, 19 Tabellen. XII, 276 Seiten
Broschiert DM 42,–. ISBN 3-540-11756-3

Band 150
Inhalation Anaesthesia Today and Tomorrow
Editors: K. Peter, F. Jesch
1982. 126 figures. 272 pages
Soft cover DM 76,–. ISBN 3-540-11757-1

Band 151
H. Marquort
Kontraktionsdynamik des Herzens unter Anaesthetika und Beta-Blockade
Tierexperimentelle Untersuchungen
1983. 137 Abbildungen, 34 Tabellen. XVI, 202 Seiten
Broschiert DM 62,–. ISBN 3-540-11745-8

Band 152
Der Anaesthesist in der Geburtshilfe
Ergebnisse des Zentraleuropäischen Anaesthesiekongresses, Berlin 1981
Band 2
Herausgeber: J. B. Brückner
1982. 68 Abbildungen, 19 Tabellen. X, 184 Seiten
Broschiert DM 46,–. ISBN 3-540-11831-4

Band 153
Schmerzbehandlung – Epidurale Opiatanalgesie
Ergebnisse des Zentraleuropäischen Anaesthesiekongresses Berlin 1981
Band 3
Herausgeber: J. B. Brückner
1982. 90 Abbildungen, 50 Tabellen.
XII, 194 Seiten (24 Seiten in Englisch)
Broschiert DM 74,–. ISBN 3-540-11830-6

Band 154
R. Larsen
Kontrollierte Hypotension
Durchblutung und Sauerstoffverbrauch des Gehirns und des Herzens
1983. 20 Abbildungen, 19 Tabellen. VII, 88 Seiten
Broschiert DM 35,–. ISBN 3-540-11921-3

Band 155
K. Inoue
Vagaler Herztonus und Herzfrequenz unter dem Einfluß von Injektionsanaesthetika
Eine Studie an narkotisierten Katzen
1983. 11 Abbildungen, 3 Tabellen. IX, 39 Seiten
Broschiert DM 24,–. ISBN 3-540-12031-9

Springer-Verlag
Berlin
Heidelberg
New York
Tokyo

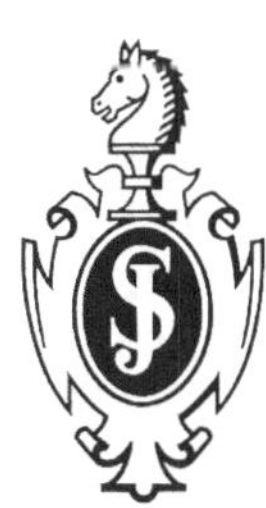

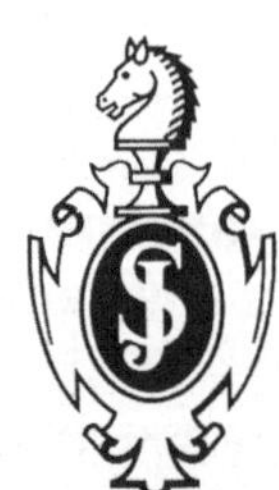